中医药类课程思政教学案例丛书

U0502426

中医儿科学

主编 张 建 张 霞

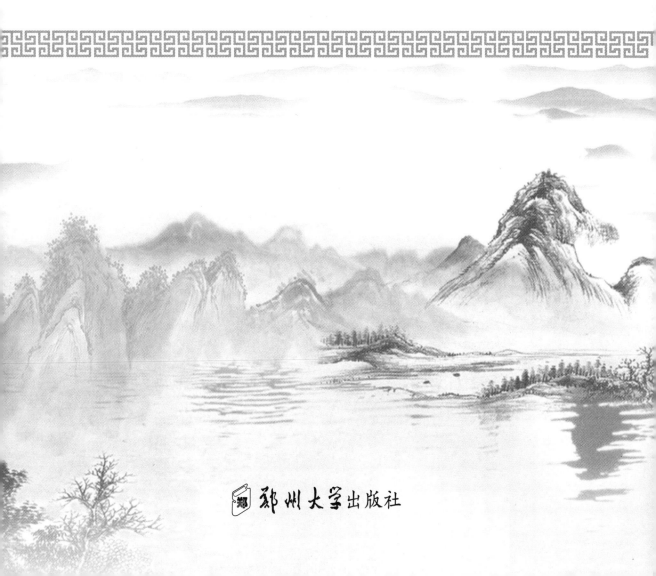

郑州大学出版社

图书在版编目(CIP)数据

中医儿科学 / 张建, 张霞主编. -- 郑州：郑州大学出版社, 2025. 2. -- (中医药类课程思政教学案例丛书). -- ISBN 978-7-5773-0807-4

Ⅰ. R272

中国国家版本馆 CIP 数据核字第 2024R3C370 号

中医儿科学

ZHONGYI ERKEXUE

项目负责人	孙保营　杨雪冰	封面设计	苏永生
策 划 编 辑	陈文静	版式设计	苏永生
责 任 编 辑	张若冰　丁晓雯	责任监制	朱亚君
责 任 校 对	赵佳雪		

出版发行	郑州大学出版社	地　　址	河南省郑州市高新技术开发区
出 版 人	卢纪富		长椿路 11 号(450001)
经　　销	全国新华书店	网　　址	http://www.zzup.cn
印　　刷	辉县市伟业印务有限公司	发行电话	0371-66966070
开　　本	787 mm×1 092 mm　1 / 16		
印　　张	8.25	字　　数	198 千字
版　　次	2025 年 2 月第 1 版	印　　次	2025 年 2 月第 1 次印刷

书　　号	ISBN 978-7-5773-0807-4	定　　价	30.00 元

主编简介

张建,副教授,硕士研究生导师,河南中医药大学儿科医学院中医儿科教研室主任。2004 年毕业于南京中医药大学中医儿科肾病专业,研究方向为中医药防治小儿肾脏疾病。第七批全国名老中医专家学术经验继承人,世界中医药学会联合会儿科专业委员会理事,中国民族医药学会儿科分会理事,河南省医学科学普及学会中西医结合肾脏病专业委员会委员,河南省康复医学会中西医结合肾病分会委员。主持省厅级研究项目共6 项,参加国家自然科学基金项目等国家级课题 2 项,发表论文 23 篇。

张霞,医学博士,主任医师,硕士研究生导师,现任河南中医药大学儿科医学院副院长、河南中医药大学第一附属医院儿科医院副院长,河南省教育厅学术技术带头人、河南省中青年学科带头人。专业方向为中西医结合儿科学,长期从事中医药防治儿童肾脏风湿免疫疾病的医教研工作,近五年主持专业领域各级研究项目共 18 项,参加"十一五""十二五"科技支撑计划、国家自然科学基金项目等国家级课题 4 项,发表论文 40 篇,获得科研奖励 4 项。兼任中华中医药学会儿科分会青年副主任委员,中国民族医药学会儿科分会秘书长,中国中药协会儿童健康与药物研究专业委员会青年副主任委员,中华中医药学会儿童紫癜肾病协同创新共同体秘书长等。

编审委员会

作者名单

主　编　张　建　张　霞

副主编　李瑞星　冯　刚　徐　炎

编　委　(以姓氏笔画为序)

王　龙(河南中医药大学)

史文丽(河南中医药大学)

冯　刚(河南中医药大学)

吕伟刚(河南中医药大学)

任玉梅(河南中医药大学)

李　冰(河南中医药大学)

李向峰(河南中医药大学)

李瑞星(河南中医药大学)

张　建(河南中医药大学)

张　霞(河南中医药大学第一附属医院)

徐　炎(河南中医药大学)

韩姗姗(河南中医药大学)

总　序

党的十八大以来，习近平总书记先后主持召开全国高校思想政治工作会议、全国教育大会、学校思想政治理论课教师座谈会等重要会议，作出一系列重要指示，强调要加强高校思想政治教育。2020年5月，教育部印发了《高等学校课程思政建设指导纲要》，指出"深入挖掘课程思政元素，有机融入课程教学，达到润物无声的育人效果""必须抓好课程思政建设，解决好专业教育和思政教育'两张皮'问题。"由此开启了高校课程思政教学改革的新局面。为全面推进课程思政建设，制定了《河南中医药大学全面推进课程思政建设工作方案》，并推出了多项课程思政教学改革举措，教师开展课程思政建设的意识和能力得到提升，但仍存在专业教育与思政教育融入难的问题，为此，河南中医药大学组织编写了本套"中医药类课程思政教学案例丛书（第一批）"，以期符合提高人才培养质量的需要。

本套案例丛书由《中医基础理论》《中医诊断学》《内经选读》《温病学》《中药炮制学》《药用植物学》《中药鉴定学》《中医外科学》《中医儿科学》《中医内科学》《中医骨伤科学》《各家针灸学说》12门中医药课程组成，每门课程按照导论、课程思政教学案例及附录等板块编写。其中导论由课程简介、思政元素解读、课程思政矩阵图等内容组成；课程思政教学案例由教学目标、相关知识板块的思政元素分析、教学案例等内容组成；附录由课程思政教学改革经验做法、相关研究成果等内容组成。"中医药类课程思政教学案例丛书（第一批）"教材建设，坚持目标导向、问题导向、效果导向，立足于解决培养什么人、怎样培养人、为谁培养人这一根本问题，构建全员全程全方位育人大格局，既形成"惊涛拍岸"的声势，也产生"润物无声"的效果，本套案例丛书反映了河南中医药大学对课程思政教学改革的认识、实践与思考，并力争突出以下特色：

1. 坚持立德树人，提高培养质量

以习近平新时代中国特色社会主义思想为指导，落实立德树人根本任务，思想政治教育贯穿本套案例丛书，以实现知识传授、能力培养与价值引领的有机统一，着力培养具有理想信念、责任担当、创新精神、扎实学识、实践能力且身心健康的高素质人才。

2. 锐意改革创新，紧贴课堂需要

相较于案例和思政反映点模式，本套案例丛书从全局视角深入挖掘中医药专业知识蕴含的思政元素，并构建课程思政矩阵图，通过一级维度和二级指标充分结合，梳理专业知识、思政元素和教学案例之间的逻辑关系，增强课堂教学育人效果，逐步解决课程思政过程中存在"表面化""硬融入""两张皮"现象。

3. 强化精品意识，建设标杆教材

由学校主管领导、权威专家等组成中医药类课程思政教学案例丛书编审委员会，要求全体编委会成员提高政治站位，深刻理解开展课程思政的重大意义，从"为党育人、为国育才"的高度实施课程思政，强化责任担当，编写标杆教材。为保证编写质量，学校吸纳校内外教学经验丰富、理论扎实、治学严谨、作风优良的一线专业课教师与思政课教师组成编写委员会。

本套案例丛书是河南中医药大学课程思政工作体系的重要组成部分，希望通过分享经验和做法能为大家提供借鉴，努力开创课程思政育人新局面。课程思政不仅是教师职责所在，更关系到国家的长治久安，任重而道远，编审委员会期待与全体教师并肩前行，为培养合格的中医药人才尽一份力。

在此感谢一线教师在课堂教学过程中对"课程思政"的探索与创新，感谢学校领导、编委会成员、出版社在书稿编写过程中给予的大力支持与配合。由于创新较难、经验不足、可借鉴的研究成果不多等原因，本套教材难免有不足之处，还需要在教学实践中不断总结与提高，敬请同行专家提出宝贵经验，以便再版时修订提高。

编审委员会

2024 年 10 月

前　言

中医儿科学是以中医药学理论体系为指导，以中医药防治方法为手段，研究小儿生长发育、预防保健和疾病诊治的一门临床医学学科，是中医临床医学类本科生的必修课程。课程思政教育是高校思想政治教育中的重要内容，推进课程思政建设是当前医学生人才培养改革的重要任务。课程思政建设是一场课程体系、教学内容和教学方法的综合改革，需要注重教书与育人的同步性和价值意义的同构。全面推进课程思政建设是落实立德树人根本任务的战略举措。在教育部的大力推动下，课程思政建设已经成为各高校当前最为关注的工作之一。

本教材分为 9 个章节。第一章是中医儿科学基础，引用了 3 个案例，具体阐述了中医儿科发展史和小儿生理病理特点，其中以"沉默的哭声"为主线的思政案例突出了小儿生理特点，即脏腑娇嫩，形气未充，病情变化迅速，易虚易实，易寒易热，易发危急重症，同时讲授了儿科急诊医师如何用其执着、坚守和无私奉献的精神来追逐患者自由呼吸的梦。第二章和第三章分别为肺系和脾系疾病，共引用了 12 个案例，详细阐述了肺系和脾系疾病常见病、多发病的处理，通过中医诊疗减轻患儿痛苦，体现了中医药治疗儿童呼吸、消化系统疾病的优势和特点。第四章为心肝系疾病，共讲述了 8 个案例，其中"注意力缺陷多动障碍"案例阐述了国家医保政策使无就医条件的患者看得起病，同时中医理论及中药的使用也减少了精神类药物的不良反应。第五章肾系疾病引用了 9 个案例，重点讲述了国家扶贫政策、中医减少激素不良反应、全民运动、心理健康、健康生活习惯、幼儿生长发育以及饮食安全问题。第六章时行疾病和第七章寄生虫病共引用了 10 个案例，讲述了麻疹预防、沟通技巧、皮疹处置、健康科普、国家卫生保健等工作的重要性。第八章初生儿疾病共使用 2 个案例阐述了核黄疸儿童长期康复及减少长期后遗症的作用。第九章其他疾病使用了 4 个案例，介绍了中医药治疗紫癜的优势、对抗病魔需要乐观态度并正确对待感情，以及提高罕见病的重视程度的作用。本教材主要围绕政治认同、家国情怀、文化素养、道德素养、法治素养、职业素养、文化自信、制度自信、科学精神、责任担当、人文关怀等方面有机地融入思政元素，达到春风化雨、润物无声的育人效果，力求实现传授知识、培养能力和引领价值观的有机统一。

本教材注重基础、体系完整、关注前沿、便于学习。理论研究部分有助于全面了解中医儿科基本知识和基本素养，思政案例则更具体、更详细地阐述中国视野，在传授知识和培养能力的全过程中树立中国价值，做到"情""境"统一、"理""境"结合，让学生通过学习，掌握事物发展规律，通晓天下道理，丰富学识，增长见识，塑造品格，实现全面发展。同时培养学生的家国情怀、科学探究精神和仁心仁术，增强作为一名儿科医师的荣誉感和使命感，树立为祖国医药卫生事业的发展和促进人类身心健康奋斗终生的崇高理想，真正实现救死扶伤、保障健康的医学宗旨。

由于医学的快速发展和编者水平所限，书中难免出现疏漏和不足之处，请读者多提宝贵意见，以便后期不断完善。

编者

2025 年 1 月

目 录

导 论

中医儿科学是高等中医药院校的主要课程之一,属临床专业课、必修课,是儿科专业及中医学专业的重要组成部分,是在我国中医临床实践中产生和发展起来的一门新的临床学科。本课程集小儿生理病理特点、疾病诊断、辨证论治、预防保健于一体、具有显著的中医特色,课程体系具有很强的科学性和系统性。通过将思政元素融入中医儿科学的教学,实现在传授专业知识及技能的过程中,将"课程思政"与专业教育有机地衔接和融合,加强教师"立德树人"及课程思政的意识,增强其服务社会的使命感和责任感。

一、思政融入方式

1. 结合历代儿科医家讲授,把"医乃仁术""人命至重,贵在千金"的理念灌输到学生的思想中,使之升华为一种崇高的精神信念,并固化到医疗行为规范中,真正实现救死扶伤、保障健康的医学宗旨。

2. 结合中医儿科学的建立及发展,引导学生理解并践行国家中西医结合的医疗政策,深刻理解校训"厚德博学,承古拓新"的思想,打好专业基础,掌握中医儿科学的各章节知识要点。

3. 通过对小儿生长发育和儿童保健的学习,引入我国目前开放生育政策及双减政策,学生能够深刻理解我国现阶段关于儿童健康的国情。

4. 通过儿科诊法概要和治法概要的学习,学生可以深刻体会到儿童和成人患者的不同,学习如何在诊治过程中产生共情,并进一步掌握儿科疾病诊疗原则。

5. 坚定医学生誓言,厚植爱国主义情怀。通过对传染性疾病的学习,学生可以了解国家的传染病的防治政策,并进一步了解新冠疫情期间国家抗击新冠的重大策略、相关英雄事例和中医药在抗击新冠疫情中所发挥的重大作用,学习无数医务工作者淡视个人安危,救众生疾厄、解民于水火的精神,进而激发学生"明理修身以治平"的人生抱负和"天下兴亡,匹夫有责"的爱国情怀,让同学们树立"大医精诚"精神,努力学好专业知识,坚定专业自信和自豪感,以"最美逆行者"为楷模,普救含灵之苦。

6. 拓宽专业视野,培养创新精神。在各章节疾病授课中介绍目前中医儿科学的相关科研工作,让学生了解国家对中医、中西医结合儿科的科研投入及儿科科研的发展方向,并且了解中医儿科学中相关疾病的国内外研究发展，使学生意识到在科学的道路上，要坚持不懈，要勇于创新、敢于创新，引导学生坚持自我完善，不断追求卓越，培养学生用发展的眼光，辩证地认识事物发展规律。

二、使用的教学方法

(一)立足中医药特色优势，竖立文化自信

中医儿科学思政课程建设旨在扎根中华文化，着眼当前中医药重大贡献，立足中医药特色优势，充分利用河南中医药文化资源，以中医药文化为切入点，通过中医药文化的认同增强对中华文化的认同，通过中华文化的认同增强全体学员的文化自信，进一步激发中国特色社会主义道路自信、理论自信、制度自信。其目的是通过思政元素与专业课内容的有机结合实现学生的思想政治教育，提高学生的思想政治水平，帮助学生树立正确的人生观、价值观和世界观，这需要各高校与教师共同努力探索与实践，形成完善的课程思政体系，真正发挥思政教育的育人作用，培养出德、智、体、美、劳全面发展的高素质中医药人才，为实现健康中国不懈奋斗。

(二)加强儿科医学生的思政理念

儿科作为一门独立的学科，虽与其他学科有着共通之处，但也存在明显的特殊性。儿科的就诊群体是婴幼儿和儿童，往往具有起病急、病情进展快且复杂多变的特点。同时，多数患儿不能用准确的语言描述病痛具体情况且伴随家长急切诊治的渴望，加之儿科医师紧缺的医疗环境，大大增加了儿科患者诊治和临床教学的难度。因此，除了加强儿科医生业务能力的培养外，还要求儿科医生的医疗行为具有更强的责任心，并且需要与患儿及家长建立良好的医患关系。这就需要从医学专业课程开始加强学生的思政教育理念，培养学生的人文关怀精神与医患沟通技巧，要在儿科的专业授课中引入爱婴的思政理念，使医学生形成仁爱的情怀，在以后的医疗工作中能更好地为患儿及家长进行人性化服务。为了让学生在思想上提高对课程思政教育的重视，可以在学生期末学科考试过程中设计医学人文相关的思政题目，如添加情景模拟医患沟通病例，使思政教育的教学效果考核从单一的书目知识考核转向实际的能力考核，以提高学生自身的重视程度。

(三)强调医者的责任感与奉献精神

从医学生进入医学殿堂开始，医德思政教育就要贯穿学生成长的整个过程，而这场抗击新冠疫情之战是对儿科医学生进行医德思政教育的良好契机，既可以作为临床病例典范，也可以作为思政教材，使学生直面疫情，引导学生在各种舆论信息中明辨是非、坚定信仰，培养学生作为医者的社会责任感。同时，还可以邀请在此次新冠疫情中支援前线的医务人员开展课后座谈会，给儿科医学生讲述抗疫亲身经历，带领学生直面抗疫一线。另外，此次疫情的防控让我们看到了人生百态的社会现实，我们也需要秉持辩证的人文精神与科学精神，反思当前医务工作者在临床诊疗工作中存在的问题，从而在医学生的培养过程中提出相应的解决对策，推动医学思想政治教育的改革和发展，进而提高医学后备人才的质量。

（四）倡导多元化的思政融入方式

在儿科课堂的授课形式上除了目前常规的教师讲授、学生学习的灌输式模式外，还可以采用多样化的教学方法进行思政教育的融入，如问题式教学、案例式教学及情景式教学等。对于思政教育素材的内容，以往很多教师首选医学名人的故事，如诺尔曼·白求恩等，这些思政教育素材通俗经典、流传广泛，但也因此缺乏新鲜感、缺少吸引力，不能很好地触动学生的内心。因此，建议授课教师在选择儿科思政素材时既要契合教学内容，也要倾向于社会热点的思政现象，并尽可能增强趣味性，这样更容易引起学生的共鸣。在思政素材呈现方式上，可以采用视频等直观的影视资料，除现有的一些医学名人事迹视频外，还可以录制日常儿科门诊就医及病房内医患沟通的情境短剧让学生置身其中，设置几处思政元素的情景模式，调动学生参与其中，提高其积极性，鼓励学生探讨解决问题的多种方式，增强儿科医学生的人文文化素养，培养学生与患者及家属间的医患沟通能力。这样可以提升学生的感官认识，使抽象的思政教育内容具体化、形象化，进而提高课堂教学效果。

（五）注重医学实践环节的思政教育

在儿科医学生临床实习过程中，带教教师作为儿科临床医生，除了负责将理论层面的专业知识与临床实际病例紧密结合外，更需要注重思想政治教育元素的融入，利用教学查房、实习讲课等机会提高儿科医学生的专业认同感和社会责任感。这可以让学生直观地面对哭闹、不配合检查的患儿及情绪焦躁的家长，引导学生与患儿及家长进行良好的沟通与表达，加强对儿科医学生医患沟通能力的培养。要充分发挥临床带教老师的言传身教作用，使学生耳濡目染地形成以"病患为中心，尊重患儿及家长，进行规范的病史采集、体格检查、辅助检查分析"等医疗行为。其中，需要让学生了解儿童的心理特征，明白儿科查体手法要轻柔、准确，同时要顾及患儿的年龄、情绪等问题，从而做到儿科的人性化检查。儿科临床带教教师面对患儿的态度、对病例诊治的投入、对儿科职业的热爱和对儿科事业的认同，都会给学生带来潜移默化的影响，是对学生最直观的思政教育。

（六）以榜样为师，引导学生在迷茫中寻找当代儿科人的信念和使命

我们的学生们处于一个物质充裕、信息爆炸的幸福时代，但这也是一个缺乏思考的迷茫时代。作为教师，我们有义务引导学生在迷茫中寻找当代儿科人的信念和使命。我们可以以当地中医儿科发展史和历届中医儿科学科带头人的事迹为素材，以音频和讲解相结合的方式介绍本地区本学科的发展情况，以榜样为师，忆苦思甜，珍惜拥有，坚定儿科人的信念和使命。

（七）以艺术为介，引导学生在自编自演的临床案例中感受医者仁心的道德情操

医学学科具有专业属性和人文属性相互交融的特点，目前国内医患纠纷增多、功利主义色彩浓厚，医学教育重专业轻人文，亟待改进。本教材涵盖从新生儿至青少年时期的34种儿科疾病、48个思政案例，以往在课堂讲授中教师只是从理论层面上介绍这些疾病的发病特点、辨证治疗，这种扁平化的教学方法，尤其是四节课的连续灌输，很容易让学生产生疲惫感，使学习效率大打折扣。在教学中引入翻转课堂的教学模式，将主动权

交付学生手中,让学生自编自导演绎临床病例,扮演医生、护士、家长和患病儿童,最终达到既深刻理解各个疾病的知识点,又感同身受地体验不同角色心理的双重效果。通过这些切身的感受,让学生在牢记知识点的同时,学会人文关怀,做一名有"温度"的医生。

(八)以热点为媒,引导学生在寻究问底的答疑模式中培养科学家的探索精神

在课程的讲解中,我们还要注意启迪学生思考,培养学生带着问题寻找答案的能力,具体实行时可以将社会的热点问题作为切入点:如新生儿黄疸是否可以不用治疗? 婴儿体重是否越胖越好? 肯德基吃多了是否会导致性早熟? 然后根据这些问题,有意识地锻炼学生自主学习、检索知识的能力,在探索答案的过程中培养科研能力。

三、明确中医儿科学课程中思政育人的达成度

1. 把思想性教育与医学方法论教育结合起来,培养学生的科学探究精神及临床思维能力,树立为祖国医药卫生事业的发展和为促进人类身心健康奋斗终生的崇高理想。

2. 引导学生理解并践行国家中西医结合的医疗政策,深刻理解校训"厚德博学,承古拓新"的思想,打好专业基础,掌握中医儿科学的各章节知识要点。

3. 培养学生的人文精神,树立"一切以病人为中心"的行医理念,并将其体现为医生对生命的重视和尊重、对患儿的关心与爱护。

四、课程思政矩阵图

序号	课程内容	政治认同 共产党领导	政治认同 制度认同	政治认同 理想信念	家国情怀 爱国主义	家国情怀 民族复兴	家国情怀 服务人民	家国情怀 共同体意识	科学精神 仁爱之情	科学精神 严谨求实	科学精神 创新精神	科学精神 求真求实精神	科学精神 协作互助精神	法治意识 尊崇法治观念	法治意识 规则意识	法治意识 法律面前人人平等	文化素养 追求进步	文化素养 学习传统文化	文化素养 学习知识	中医传统 中医思维模式	中医传统 传统习俗规范	中医传统 行为规范	中医传统 生活方式	中医传统 文学艺术	人文关怀 尊重人的主体地位	人文关怀 尊重个性差异	人文关怀 以人为本关心需求	职业道德 忠于职守	职业道德 乐于奉献	职业道德 实事求是	职业道德 爱岗敬业	职业道德 诚实守信	职业道德 奉献社会	个人素养 提升学习能力	个人素养 学习语言能力	个人素养 思维能力	个人素养 社交能力	创新精神 勇于探索	创新精神 勇于独立思考	创新精神 勇于尝试	创新精神 开放心态
1	第一章 中医儿科学基础	◉		●	●					●		●		●	●		●	●	●	●	●	●			●		●	●		●				●	●	●			●	●	
2	第二章 肺系疾病		●		●					●		●			●	●		●	●		●			●		●			●			●		●	●	●	●	●	●	●	●
3	第三章 脾系疾病	●			●					●	●				●			●	●			●	●			●						●		●	●	●	●	●	●	●	●
4	第四章 心肝系疾病	●		●							●				●	●		●		●							●		●					●	●	●	●	●			●
5	第五章 肾系疾病			●			●	●		●		●	●	●	●	●		●	●	●	●		●	●	●	●		●		●				●	●	●	●	●	●	●	●
6	第六章 时行疾病	●					●				●	●		●	●	●		●						●	●	●		●	●							●	●	●			●
7	第七章 寄生虫病		●				●			●	●	●		●				●		●	●	●					●			●						●	●			●	●
8	第八章 初生儿疾病			●				●		●		●	●	●				●		●			●		●		●	●					●				●	●	●		●
9	第九章 其他疾病	◉		●					●	●	●			●				●		●		●		●			●			●						●	●	●			●

第一章　中医儿科学基础

中医儿科学是以中医学理论体系为指导，中国传统的中药、针灸、推拿等治疗方法为手段，研究自胎儿至青少年这一时期小儿的生长发育、生理病理、喂养保健，以及各类疾病预防和治疗的一门医学科学。中医儿科学荟萃了中华民族数千年来小儿养育和疾病防治的丰富经验，随着中医学的发展而逐步形成了自己的理论和实践体系。中医儿科学历史悠久，几千年来经历了萌芽、形成、发展、新时期等不同阶段，取得了巨大的成就。只有了解中医儿科学的发展史，充分认识中医儿科学的发展历程，方能坚定中医文化自信，培养中医思维并将其更好地传承创新。

一、教学目标

1. 知识目标　掌握中医儿科发展历史过程中的重要著作、重要人物、代表性学术思想和标志性成果，以及对后世的影响。
2. 能力目标　了解历史、阅读经典、培养归纳分析的科研能力。
3. 思政目标　融入传承精神、大医精诚、传统文化、医师素养等内容。

二、相关知识板块的思政元素分析

1. 文化自信、中医人文　案例以讲故事的形式还原了中医儿科发展过程的历史长河，通过讲述中医儿科发展历史中关键的历史时期及主要医家的学术贡献，回顾了历代先贤们对中医儿科发展做出的杰出贡献，帮助学生领略中医儿科的独特魅力和价值，坚定文化信仰，尊师重道，继承和发扬中医药文化。

2. 传承创新、科学精神　通过温习中医古代经典古籍，领悟古代医家严谨治学的科学精神，感受传统文化魅力。在新的历史时期，传承创新，提高个人职业素养，提升职业道德修养。

3. 严谨细心、一心为患者　以"沉默的哭声"为主线，突出小儿病情变化迅速，易发危急重症的儿科学科特点，掌握儿童生理病理特点、发病特点和救治方法，通过案例感受儿科急诊医师是如何用其执着、坚守和无私奉献的职业操守来追逐患者自由呼吸的梦。

4.坚守执着、团结协作　突出团队精神,医护同心,医患同心,与时间赛跑,为患儿赢得生命。

第一节　中医儿科学发展简史

一、案例

（一）案例介绍

中医药类课程思政教学案例丛书的儿科篇——"中医儿科学发展简史"的教学拟分为"中医儿科学的发展史"和"中医儿科学的学科特点以及如何成为一名优秀的儿科医师"这两个部分。以大医精诚、守正创新、护佑婴童为主线,突出中医儿科学的学科特点,了解中医儿科学的学科发展脉络,展示新时期中医儿科传承创新发展之路,深刻认识当代中医儿科发展之路的艰辛与不易。面对当代儿科医生荒的社会背景,我们青年一代有责任夯实中医基础理论,传承经典,坚守文化自信,坚持医学信仰,坚定医学道路,站在新时代的浪头,努力使自己成为一名更优秀的中医儿科医生,扛起守护儿童健康的伟大旗帜。

◆ **案例1　了解中医儿科走过的艰辛历程,坚定文化信仰**

古人云"宁治十男子,莫治一妇人;宁治十妇人,莫治一小儿"。儿科被称为"哑科",小儿口不能言,脉不足以息,单纯的脉诊及问诊并不能获取足够全面且有价值的临床信息。现如今,孩子是家庭的未来和希望,面对错综复杂的病情,一位优秀的儿科医师除了具备扎实的临床技能外,还要具备爱心、细心、耐心、责任心。

学习中医儿科学,有必要了解中医儿科学的学科特点以及中医儿科学的发展史。中医儿科学同其他学科一样,经历了萌芽期、形成期、发展期、新时期。

在学术体系发展的各个时期,涌现出大量的医家,促进并丰富了中医儿科学的发展。从远古时期至南北朝是中医儿科学的萌芽期,我国古代史书最早记载的"小儿医"是春秋战国时期的扁鹊,在成书早于《黄帝内经》的《五十二病方》中,已经有了"婴儿病痫""婴儿瘛"的记载。战国时期著名思想家孟子提出的"幼吾幼,以及人之幼"成为中华民族"爱幼"传统道德观的经典论述。东汉末年,张仲景著《伤寒杂病论》,以六经辨证论治外感病,以脏腑辨证论治杂病,对后世儿科学辨证论治体系的形成产生了重要影响。隋朝至宋朝是中医儿科学的形成期。巢元方主持编纂的《诸病源候论》是我国最早的一部病因症候学专著,将外感病分为时气和伤寒两大类,倡导"小儿……宜时见风日……常当节适乳哺"等小儿养育观,对做好儿童保健有重要的意义。唐朝时期,开始重视医学教育,政府重视太医署,由"医博士"教授医学,培养专业儿科医生,促进中医儿科学的发展。孙思邈的《备急千金要方》《千金翼方》总结唐代以前的儿科诊疗经验,为儿科病治疗提供了大量有效的方药。北宋钱乙倾注大量心血在小儿病理生理特点的认识以及小儿传染病的治疗上,尤其在辨证论治方面首创儿科五脏辨证论治体系,对儿科学发展产生了重大影响。鉴于钱乙的学术贡献,后世称之为"儿科之圣""幼科鼻祖"。北宋时期,麻疹天花大量流行,山东名医董汲擅用寒凉法治疗此病,而陈文中则擅用温补法,这是早期的儿科学术争鸣,推动了儿科学的发展。元朝至中华人民共和国成立前是中医儿科学的发展期。中医学的发展在金元时期进入了一个百家争鸣的新时期,以金元四大家为首的名医名家各有所长,对中医儿科学的发展起到了积极的作用。元代曾世荣倾注毕生心血,从医60年,编著《活幼新书》《活幼口议》,较早论述新生儿学,并提出"惊风三发变成痫""瘀血成痫"等创见,都很有临床指导价值。这一历史时期,名医辈出,勤劳智慧的中华民族和绵延久远的中华文化,孕育和形成了具有中华民族特色的关于生命、健康、疾病的学科及实践。明代儿科医家鲁佰嗣、世医万全、王肯堂、张介宾等,他们独特的医学观点,卓越的学术贡献,推动了中医儿科学迈向更高的发展台阶。清代夏禹铸《幼科铁镜·十三不可学》中提出了儿科医生的道德规范,认为残忍之人必不恻怛、驰骛之人必无静气、愚下之人必无慧思、鲁莽之人必不思索、犹豫之人必无定见、固执之人必不融通、轻浮之人必多忽略、急遽之人必期速效、怠缓之人必多逡巡、宿怨之人借此报复、自是之人必以非为是、悭吝之人必以此居奇、贪婪之人必以此网利,皆属于"不可学"之列。《医宗金鉴·幼科心法要决》广泛搜集清代以前有关儿科的证治经验,加以分析、归纳、编纂,内容丰富,既可用于临床,又适用于教学。谢玉琼的《麻科活人全书》最早提出"肺炎喘嗽"的病名,认为"肺热不清所致"。清代陈飞霞著《幼幼集成》六卷,撰"胎禀""护胎",强调孕母注重调摄,则胎孕自固,并提出"浮沉分表里,红紫变寒热,淡滞定虚实""风轻、气重、命危"的指纹辨证纲领,为后世依循。吴鞠通不仅是一位温病大家,也是一位儿科专家,丰富和发展了小儿的生理病理特点,提出"稚阴稚阳"的生理特点,"易于感邪,易于传变"的病理特点,并且提出"稍呆则稚,稍重则伤,稍不对症,莫知其乡"的用药特点,对儿科临证具有指导意义。明清时期,由于天花麻疹大量流行,当时儿科医家十分重视痘疹类疾病的防治,人痘接种盛行各地,流传于俄罗斯、日本、英国及欧洲等地,比英国秦纳氏牛痘接种法早两百多年,是世界免疫学发展的先驱。

◆ 案例2 做新时代的中医传承人

中华人民共和国成立以后,中医儿科学的发展迈入了新时期,发展迅速并逐渐规范,儿科教育也取得了长足进步。新中国成立以来,我国高等院校已经培养了一大批从事中医儿科学的各层次人才,中医儿科事业在国内、国际展开交流,在儿童肾病、肺炎、哮喘、流行性乙型脑炎、生长发育等方面取得中医治疗新的突破,共同推动了现代中医儿科的发展。儿科学基础研究、儿童体质研究、儿童保健医学以及儿科临证医学都有了质的飞跃,中医药在治疗儿科疾病方面彰显了自己独特的优势,与现代医学充分融合,逐渐优化中医诊疗方案,促进中医儿科诊疗方案的规范和高效。当代国医大师丁樱教授、全国名老中医汪受传教授、俞景茂教授、时毓民教授、马融教授等名医名家,他们独特的学术观点及研究成果,充实了现代中医儿科学的内容,酝酿了中医儿科学创新性理论的产生。

现如今中医药发展迎来新的时代,作为当代中医人,继承和发扬中医药事业这块中华民族的瑰宝是时代赋予我们的历史重任。首先,要深入学习中医理论典籍,继承古代先贤们的思想精髓和临证经验,提升中医药服务水平,在医疗卫生体系中发挥中医药的特色优势,提高服务质量和患者满意度。其次,进一步提升中医药服务能力、加大中医药文化传播力度。弘扬优秀传统中医药文化，加大中医药社会宣传力度，通过各种途径让更多人了解和相信中医药，提高中医药在社会上的认知度和影响力。加强中医药国际交流合作，助推中医药国际化进程，推动中医药走向世界。不断深化对新时代中医药国际化发展历史渊源、现状格局、特色优势、制约因素、内在规律、趋势前景与对策路径的研究和认识，形成体现时代性、把握规律性、富于创造性的研究成果和应对之策。注重专业研究和实践运用的相互转化、相互促进、同步提高。通过中医药的国际化推动中医药的创造性研究和转化，更好地促进其现代化，依靠中医药的现代化进行更深入的国际化，持续增强中医药高质量发展的"双轮驱动"。

由此可见，中医儿科学的形成和发展已有数千年的历史，古代无数医家倾注大量心血，积淀中医儿科学的发展与传承，他们一代又一代人，坚守初心，坚持医学梦想，恪守仁心仁术、大医精诚的职业使命，推动着中医儿科学向着一流学科建设的方向发展，在守正创新的基础上，为党育人，为国育才，只争朝夕、不负韶华，在教学、科研、医疗的各项事业发展中，奋力奔跑，为儿童健康做出更大贡献。

（二）案例所反映的知识内容

1. 中医儿科学发展的四个重要历史时期　中医儿科学荟萃了中华民族数千年来小儿养育和疾病防治的丰富经验。历代医家为了中华民族的繁衍昌盛，为了新一代的健康成长，做出了卓越的贡献。随着中医学的发展，中医儿科学逐步形成了自己的理论和中医实践体系，并不断充实发展。中医儿科学的发展分为四个重要历史时期，中医儿科学的萌芽时期（远古至南北朝）、中医儿科学的形成时期（隋朝至宋朝）、中医儿科学的发展时期（元朝至中华人民共和国成立前）、中华人民共和国成立后的中医儿科学。

2. 历代儿科医家的学术贡献　回顾了中医儿科发展历程中的大事记，展示了从远古到明清，中医儿科从形成到发展阶段以及历代医家的著作及影响，幼科鼻祖钱乙主要的学术造诣，古代医家万全、陈飞霞等逐渐完善中医儿科学的学术体系。金元四大家的学术思想对中医儿科的发展影响深远，诸多经典名方、经典理论至今仍广为沿用。

3. 新时期中医儿科的发展方向　中医儿科学也进入了一个崭新的历史发展时期，在队伍建设、人才培养、科学研究、专科专病建设等方面都取得了可喜的成就。诸多现代儿科人，如丁樱、马融、汪受传等竭尽全力引领当代中医儿科学术传承与发展创新之旅，进行人才培养、团队建设，维护群众的生命健康。在学术领域，要坚守中华优秀传统文化的价值观和道德标准，坚守中医信仰，积极探索适合中医儿科学的医学发展和研究道路。

4. 由章节内容可能产生的思政要素　中医儿科学的形成和发展已有数千年的历史，古代无数医家倾注大量心血，积淀中医儿科学的发展与传承，他们一代又一代人，坚守初心，坚持医学梦想，恪守仁心仁术、大医精诚的职业使命，推动着中医儿科学向着一流学科建设的方向发展，在尊师重道、守正创新的基础上，为党育人，为国育才，只争朝夕、不负韶华，在教学、科研、医疗的各项事业发展中奋力奔跑，为儿童健康做出更大贡献。

二、教学设计与实施过程

（一）思政理念分析

1. 文化自信、中医人文　本案例还原了中医儿科发展过程的历史长河，通过讲述中医儿科发展历史中关键的历史时期以及主要医家的学术贡献，回顾了历代先贤们对中医儿科发展做出的杰出贡献，帮助学生领略中医儿科的独特魅力和价值，坚定文化信仰，尊师重道，继承和发扬中医药文化。

2. 尊师重道、传承创新　通过温习中医古代经典古籍，领悟古代医家严谨治学的科学精神，感受传统文化魅力，在新的历史时期，传承创新，提高个人职业素养，提升职业道德修养。

（二）教学方法

1. 情景式　本案例采取情景模拟的方式，回顾中医儿科发展的历史长河，体验历代医家对中医儿科的贡献，感受他们救死扶伤、大医精诚的精神，实现知识目标。

2. 讨论式　课堂组织学生讨论，探讨古代医家在中医儿科发展中的贡献和思想，鼓励学生发表自己的见解，提高分析、处理问题的能力，实现能力目标。

3. 总结归纳法　归纳总结中医儿科发展过程的经典古籍的历史意义和社会价值，概括新中国成立后党和政府制定的发展中医药的方针政策，激发学生的爱国主义情怀，拥护共产党的领导，树立继承和发展中医药事业的坚定信念，实现育人目标。

三、教学效果

（一）教学目标达成度

本案例的教学目标达成度较高。通过情景式教学法，史论结合，能够帮助学生更好地理解中医儿科学发展的历程和意义，提高对中医儿科学的认识和理解，能够深入了解中医儿科学的发展历程和历代医家的贡献，领略中医儿科学的独特魅力和价值，坚定文化信仰。同时，学生通过讨论和归纳总结，提高分析、处理问题的能力，实现知识目标和能力目标。最后，通过学习党和政府制定的发展中医药的方针政策，以及现代儿科医生需要具备的职业素养，培养学生爱国拥党，树立继承和发展中医药事业的坚定信念，实现育人目标。

（二）案例反思

本案例的教学过程中也存在一些不足之处，需要进行反思和改进。首先，情景教学法的方式需要更加贴近历史真实情况，更加深刻地了解诸多医家学术思想受当时历史条件制约的客观因素，运用科学的批判的思维去看待历史。其次，需要更加注重培养学生的创新思维能力和自主学习能力，鼓励学生提出自己的观点和见解，允许批判和质疑，培养学生独立思考能力。

（三）学生反馈

通过学习这个案例，学生更加深入地了解了中医儿科的发展历程和历代医家的贡献，感受到了古代医家追求真理、服务人民的精神，更加坚定了继承和发展中医药事业的信念。此案例形式有趣，通过了解中医儿科发展历史，更加激发了学生探究中医儿科学的决心，坚持中医儿科学之路的信心，同时也让学生更加深入地思考现代中医药的发展方向，以及如何提升个人职业素养，适应社会发展需求，坚定理想信念，坚持医学信仰，坚定医学道路，站在新时代的浪头，努力使自己成为一名更优秀的中医医生，扛起维护人类健康的伟大旗帜。

第二节　小儿生理病理特点

一、案例

（一）案例介绍

小儿自出生到成人，始终处于不断生长发育的过程中，年龄越小，生长发育越快。小儿无论是在形体、生理方面，还是在病因、病理及其他方面，都与成人有着显著的不同，因此，不能简单地将小儿看成是成人的缩影。有关小儿的生理、病因、病理特点，历代医家论述颇多，归纳起来，生理方面主要表现为脏腑娇嫩，形气未充；生机蓬勃，发育迅速。病因方面主要为外感、食伤、先天因素。病理方面主要表现为发病容易，传变迅速；脏气清灵，易趋康复。掌握这些特点，对于指导儿童保健和疾病防治有着重要的意义。

本案例以"沉默的哭声"为主线，以肺常不足的急症肺炎为案例，突出小儿脏腑娇嫩，形气未充，病情变化迅速，易虚易实，易寒易热，易发危急重症的学科特点，使同学们掌握儿童起病急、危、重的临床特点及救治方法，通过一个病例去感受儿科急诊医师是如何用其执着、坚守和无私奉献来追逐患者自由呼吸的梦。

◆ **案例**　精诚合作，与时间赛跑，还患者自由呼吸

病史及诊疗经过：丁丁（化名），男，10个月，咳喘2天伴点头样呼吸1天。2021年1月，10个月大的丁丁因受凉出现流涕、咳嗽，无发热，经家长喂服小儿感冒类药后效果不佳，一向乖巧的小丁丁，突然变得哼哼叽叽，拒食，夜间睡眠不安稳。次日由其母亲带至附近诊所就诊，予输液及灌肠后，孩子哭闹逐渐缓解，但仍咳嗽，伴喘息。服用诊所的止咳药后，咳嗽有所缓解，精神仍很差，仍然拒食，并且不怎么闹腾了，哭声也变得很小，出奇的安静，家人觉察异常，急忙携孩子前往医院排队就诊。在焦急的等待中，值班护士注意到小丁丁正无声地点头，急忙呼叫值班医师："张大夫，快看这个孩子，脸色苍白，点头呼吸。"值班医师查体见丁丁胸骨上窝、锁骨上窝、肋间隙凹陷明显，呼吸极度费力，弹其足底，哭声极弱，迅速将他抱入抢救室，听诊发现患儿肺部大量湿啰音，咳嗽反射较弱，憋喘明显，立即给予心电监护、吸氧、吸痰处理，并雾化吸入，迅速建立静脉通路，完善床旁胸片，完善血液检查，急查动脉血气分析。丁丁的母亲自责哭泣，医生一边安抚家长情绪，一边解释病情。孩子意识清醒，精神不佳，测量体温为35.7℃，查体可见咽部微红，扁桃体无肿大，肺部听诊大量湿啰音。血常规：白细胞计数$3.2×10^9$/L、淋巴细胞计数$9.3×10^9$/L、中性粒细胞百分比34%、淋巴细胞百分比62%，急诊床旁胸片提示支气管肺炎，血气分析提示呼吸性酸中毒。综合临床表现和实验室检查，诊断为重症肺炎、呼吸衰竭，并告知家属孩子病情急、变化快，已经出现呼吸衰竭，易合并心力衰竭、电解质紊乱、重症感染，出现多脏器功能衰竭等情况。尽管小儿病情变化快，重症进展快，但是一旦用药，对药物的敏感性比成人好，如发现及时，全力救治，病情将有好转机会。经过医护人员整晚的急救和及时的综合干预治疗，丁丁的呼吸情况逐渐好转。丁丁母亲疑惑追问：

"孩子得的不是感冒吗,怎么发展这么快?"

医生解释道,小婴儿在秋冬季节很容易感染呼吸道病毒,尤其是呼吸道合胞病毒,临床可表现为感冒或肺炎,常侵犯6个月~2岁的婴幼儿,病情进展较快,很容易出现咳嗽喘憋,呼吸困难,部分孩子出现发热。小儿生理特点五脏常虚,肺常不足,极容易并发心力衰竭、呼吸衰竭,如救治不及时,容易危及生命。这也是为什么小儿肺炎是我国卫生健康委员会重点防治的儿科四大疾病之一,重症肺炎是临床引起儿童死亡的主要疾病之一。针对2岁以下的小婴儿,临床中除了关注儿童体温以外,一定要关注其精神状态,孩子过度哭闹、过度安静都是不正常的表现,如果出现胃口不佳,也是生病的一个非常重要的信号。经过积极住院救治,后续给予穴位贴敷、小儿推拿、中药口服等中医内外疗法,小丁丁的病情得到完全缓解,妈妈又能听到孩子咯咯的笑声了。

(二)案例所反映的知识内容

1. 小儿的生理特点　脏腑娇嫩,形气未充:指小儿时期,无论是形体和各种生理功能均未成熟完善而言,和成人有明显的差别,年龄越小,这种差异就越大,且不同的年龄阶段有不同的特点。生机蓬勃,发育迅速:指小儿的机体在形态结构、生理功能方面,都是在不断地、迅速地向着成熟、完善的方向发展。年龄愈小,生长发育的速度就愈快。为什么脏腑娇嫩在小儿表现特别突出?因为小儿脏腑功能成而未全,全而未壮;小儿生长发育的特殊需求对功能状况要求更高。从脏腑娇嫩的具体内容来看,五脏六腑的形和气皆属不足,其中尤以肺、脾、肾三脏更为突出。肺常不足,突出表现在易患感冒、发热、咳喘类疾病。

2. 生理病理特点对疾病的指导意义　脏腑娇嫩,易虚易实,用药宜轻、清,慎用辛烈。稚阴稚阳,易寒易热,慎用苦寒辛烈之品,防止伤阴伤阳。脾常不足,顾护脾胃。肝常有余,提防扰动肝风。

3. 由章节内容可能产生的思政要素　严谨细心,一心为患者。以"沉默的哭声"为主线,以一个病例去感受儿科急诊医师是如何用其执着、坚守和无私奉献来追逐患者自由呼吸的梦。在急诊工作中体现儿科医护团队坚守、执着的精神,团结协作与时间赛跑,为患儿赢得生命。

二、教学设计与实施过程

(一)思政理念分析

1. 严谨细心、求真务实、一心为患者　在医疗工作中,求真务实的工作作风表现为对病情的认真分析、对诊疗方案的严谨制订,从患者利益出发,制订出科学、合理的诊疗方案,不夸大疗效,也不掩盖问题,医务人员应具备扎实的医学基础和广泛的相关学科知识,不断学习新的医学技术和研究方法,提高自身的学术水平。在研究过程中,要严格遵守学术规范,确保数据的真实性和可信度。在临床实践中,要认真观察病情变化,详细记录患者的病史、体征、检查结果等信息,为患者提供更加准确、可靠的诊断和治疗方案。本案例以"沉默的哭声"为主线,通过一个病例去感受儿科急诊医师是如何用其执着、坚守和无私奉献来追逐患者自由呼吸的梦。

2.坚守执着、团结协作 团队协作表现为医务人员之间的密切配合、协作,共同为患者的健康服务。医务人员应该具备团队合作的意识,尊重他人的意见和建议,共同制订并执行诊疗方案,充分发挥每个人的专业优势,为患者提供更优质的医疗服务。同时,也应该注重与患者及其家属的沟通与交流,及时解答疑问,消除疑虑,增强患者对医疗团队的信任和满意度。

(二)教学方法

1.情景式 本案例采取情景模拟的方式,通过讲述儿科四大疾病之一肺炎的疾病发展及就诊过程,明确了小儿的生理病理特点,实现知识目标。

2.讨论式 课堂组织学生讨论,探讨疾病诊疗中的中医思维,鼓励学生发表自己的见解,提高分析、处理问题的能力,实现能力目标。

3.案例导入 导入儿科急诊常见病,归纳总结小儿生理病理特点,概括肺常不足的临床特征。在这个崇高的职业中,尊重生命、关爱生命、呵护生命是每个医务人员的神圣职责。他们不仅需要具备专业的医学知识和技能,更需要拥有深厚的人文素养,让每一个生命都能在有尊严的状态下得到最好的治疗和照顾。医务人员还需要与同事之间建立良好的合作关系,共同探讨病情和治疗方案,提高治疗效果,实现育人目标。

三、教学效果

(一)教学目标达成度

本案例的教学目标达成度较高。通过讲解小儿生理病理特点,尤其是肺常不足、容易发病,学生能够全面了解小儿生理特点,同时也能够深刻认识到小儿疾病特征,即传变快、发展快、危急重症多。通过课堂讨论分析,学生能够深入思考小儿急危重症的发展转归源于小儿生理病理特点,通过讨论,提出自己的见解和可行性建议。教学目标中强调的知识、能力、素质要求均得到了较好的落实。

注重思政目标与知识目标的有机结合,使学生掌握"小儿生理病理特点""三有余、四不足"的知识重点,实现让学生快乐获取知识的目的,降低学生对知识要点的理解难度。

以问题为导向,鼓励学生从思政案例中讨论,充分了解生理病理特点的重要性与必要性,认识到生理病理特点的重要性以及对诊疗的指导意义,从知识与能力、情感与态度、价值与立场构建多维度课堂教学,同步实现价值塑造、能力培养、知识传授三位一体的教学目标,教学方法先进,课堂互动感强,学生参与度高。

(二)案例反思

小儿疾病有一定的临床特点,其发生、发展及转归、预后也有一定的规律。辨病首先要了解脏腑辨证的关键点,确定治疗大方向。通过小儿常见肺系疾病肺炎的发展,帮助学生掌握了"发病容易""传变迅速"的内涵。同时,通过学生课前查阅史料,深刻理解"稚阴稚阳""三有余、四不足"的深刻含义,并对临床进行指导。

(三)学生反馈

通过学习这个案例,学生课前查阅历代医家对儿科生理病理特点的论述,课堂中积极参与到案例的角色扮演之中,情境代入,并预习小儿生理病理特点相关教学内容知识点,可以促进其与老师互动的积极性,提高课堂参与感,激发学习兴趣,加深对小儿生理病理特点知识点的理解。通过课间表演、课后讨论,学生表达对"三有余、四不足"的个人理解。本案例以肺常不足的急症肺炎为病例,突出小儿生理特点,脏腑娇嫩,形气未充,病情变化迅速,易虚易实,易寒易热,易发危急重症的学科特点,掌握儿童疾病急、危、重的临床特点及救治方法,通过一个病例去感受儿科急诊医师是如何用其执着、坚守和无私奉献来追逐患者自由呼吸的梦,增强医生秉承救死扶伤、仁心仁术、不计较个人得失、全心全意为患者服务的信念。

第二章 肺系疾病

　　小儿肺系疾病是儿科临床上最为常见的一类病证,这些病证会给孩子、家长以及社会带来各种问题。本类病证应用中医药治疗疗效确切,但也有个别病种容易反复,需要研究更为有效的中医或中西医结合疗法。肺系疾病包括感冒、肺炎喘嗽、哮喘、反复呼吸道感染等。

　　中医药治疗肺系疾病已取得了很好的疗效,严重并发症和迁延病例已显著减少。中医儿科临床治疗肺系疾病主要以中医药为主,紧急及严重情况下可合并抗生素、激素等治疗,以辨证施治为主,以抗生素、激素等药物治疗为辅,在不同的阶段、病情缓急不同时联合应用,既能保证确切的疗效,又能最大限度地缩短病程、减少不良反应,同时还可以通过中医药辨证论治减少或减轻并发症,在这个过程中中医药起着重要作用,并且取得了巨大的成就。我们需要通过讲授使同学们充分认识中医儿科学的发展历程,如此方能坚定中医文化自信,培养中医思维和中医觉悟。

一、教学目标

　　1. 知识目标　掌握中医诊治小儿肺系疾病的方法及中医辨证论证方案。

　　2. 能力目标　提高检索文献、阅读经典、归纳分析的科研能力。

　　3. 思政目标　融入政治认同、家国情怀、科学精神、法治意识、传统文化、个人素养等内容。

二、相关知识板块的思政元素分析

　　1. 家国情怀、尊师重道　帮助学生领略中医辨证论治肺系疾病的独特魅力和价值,坚定文化信仰,增强文化自信,尊师重道,继承和发扬中医药文化。

　　2. 科学精神、个人素养　通过温习中医古代经典古籍,领悟古代医家严谨治学的科学精神,感受传统文化魅力,提高个人素养,提升职业道德修养。

　　3. 政治认同、法治意识　学习中医儿科对肺系疾病的科普,了解党和国家为了保障人民的身心健康制定了一系列关于环境保护的法律法规,同时也为发展和传承好中医药制定了一系列法律法规,使学生确立高度的政治认同,增强法治意识,提升凝聚力,做政治素质过硬、专业技术精湛的中医药传承人。

第一节 感 冒

一、案例

(一)案例介绍

中医儿科学上提到小儿肺常不足,主要指的是两个方面:一方面是生理上的,另一方面是病理上的。由于肺常不足,儿童罹患肺系疾病概率最高,而感冒(相当于西医学的急性上呼吸道感染)是儿童最常见的肺系疾病,是常见病、多发病,不仅很容易罹患,有时还会造成严重的后果。孩子感冒后,大多会借助西药治疗,但现在随着人民生活水平的升高,很多家长想借助中医药进行治疗和预防。

◆ **案例1 中医不是慢郎中,急病中医治疗同样可以有佳效**

小科是一名7岁的一年级学生,一天外出玩耍,受凉后晚上发热39℃以上,并且浑身无汗,发冷。家长给服了布洛芬混悬液大汗后体温降到36.5℃,但3小时后体温反复,再次发热到39℃以上,并出现头痛。家长赶紧带孩子到附近医院,查了血常规后,考虑是病毒感染。但是医生担心孩子合并细菌感染,开了抗生素和蓝芩口服液抗病毒。回家服药后,小科整晚发热不退,家长随即带孩子到医院急诊。急诊医生四诊合参,发现孩子热得厉害,但是不出汗,而且总要盖被子,由此分析为风寒,这时候就必须上麻黄汤。医生告诉小科家长,麻黄具有强力发汗的功能,喝下去半小时内必发汗。皮肤毛孔一打开,里面寒气就跟着排出来了,体温就一定会降下来。麻黄汤不要多喝。一般只喝一两服,出了汗以后就不要再喝了,否则伤津液。遂处方麻黄汤:麻黄9克,桂枝6克,杏仁12克,炙甘草3克。小孩开两服,一起煮,只有几块钱。一般一服就够了,因为较便宜,所以家长决定开两服备用,省的需要还得再去买。煮好以后先让孩子喝四分之一,再喝大米粥一小碗,蒙上被发汗。喝完半小时后小科开始微出汗,2小时后热退,头也不痛了,第二天小科就高高兴兴去上学了。这只是中医治疗小儿感冒引起高热的其中一个案例,像这样的案例还有很多,所以中医可不是慢郎中,只要辨证准确,效专力宏,应手而愈。

◆ **案例2 努力发挥中医药治疗儿童反复上呼吸道感染的优势和特点**

4岁的小轩突然发热,体温迅速升到39℃以上,平时活泼可爱的她突然萎靡不振,小脸红彤彤的,趴在大人怀里昏昏欲睡,一家人顿时紧张起来。因为孩子以前有热性惊厥史,所以每次一发热,家长都格外紧张。因为家里离当地的西医院较近,每次孩子一发热,就会带孩子过去就诊,最初通过药孩子体温可以恢复正常;但后来口服药物效果不太好,于是只好输液退热治疗。但是孩子体质越来越差,几乎每个月都要向幼儿园请假,近半年甚至因为上呼吸道感染控制不佳发展为肺炎住了两次院,家长十分担心。且不说治疗费用较高,更让家长揪心的是孩子输液太受罪了,每次静脉穿刺输液需要几个家长按着,听着孩子撕心裂肺的哭声,小轩家长很是自责,感觉没有照顾好孩子。后来经过朋友介绍,到河南中医药大学第一附属医院儿科就诊,经过医师仔细检查,凭脉辨证,小轩平时吃得少,体瘦、面黄、容易腹泻,特别爱出汗,不喜欢活动,睡觉来回翻腾,舌质淡,苔薄白,脉细,中医四诊合参,辨证为肺脾气虚型感冒。医生随即处方本院特色散剂,看着几包小中药,家长将信将疑,小轩妈妈问医生,就这些药能治好孩子的病吗?以前孩子输液、吃了不少提高免疫力的药物,但还是反复生病,这点中药能行吗?能不能再配些西药?看着孩子家长有些疑虑,接诊医生笑着说,孩子反复感冒,正是因为肺脾两虚引起的,单靠西医抗病毒还会反复发作。中医讲的是辨证论治,先服 1 周的药再过来复诊。1 周后来复诊,小轩妈妈很高兴,说孩子吃的比以前多了,小脸有肉了,面色也比以前红润了,大便性状改善,所以家长特别高兴,要求再巩固调理。经过 2 个月调理,孩子体重增加了 1.5 千克,其间感冒 1 次,服了中药 3 天就好转了,没有再输液,孩子高兴地说"我不用再扎针了"。看着孩子的笑脸,小轩的家长都很高兴。这是一例非常典型的呼吸道感染病例,通过中医诊疗,减轻患儿痛苦,也体现了中医药在治疗儿童反复上呼吸道感染方面的优势和特点。

(二)案例所反映的知识内容

1. 感冒的概述 感冒是感受外邪引起的一种常见的外感疾病。以发热、鼻塞流涕、喷嚏、咳嗽为主要临床特征。本病一年四季均可发生,以气候骤变及冬春时节发病率较高。本病的发病率占儿科疾病首位,任何年龄小儿皆可发病,婴幼儿更为多见。因小儿肺脏娇嫩,脾常不足,神气怯弱,感邪之后,易出现夹痰、夹滞、夹惊的兼夹证。西医学称感冒为急性上呼吸道感染,病变部位主要在鼻、鼻咽和咽部。致病性微生物90%以上为病毒,主要有呼吸道合胞病毒、流感病毒、副流感病毒、腺病毒、鼻病毒、柯萨奇病毒、EB病毒、单纯疱疹病毒、埃可病毒、冠状病毒等。病毒感染后可继发细菌感染,最常见的为溶血性链球菌,其次为肺炎球菌、流感嗜血杆菌等,肺炎支原体亦可引起,并有逐年增加的趋势。上呼吸道感染分为一般类型和特殊类型。一般类型的上呼吸道感染可骤然起病,病程3~5天。在小儿时期,多种常见的急性传染病早期,也可表现为类似感冒的症状,临床须注意鉴别,避免误诊。治疗小儿感冒的中药新药的抗病毒及抑制细菌等试验已得到证实,剂型不断改革,药品种类多样,疗效肯定,效果良好,可作为首选药。西医学上对小儿上呼吸道感染的病原学快速诊断取得长足进展,已研制出抑制或杀伤不同病原体的有效药物及疗法。

2. 由疾病特点可能产生的思政要素 ①本病为儿童时期的常见病、多发病,易复发,给孩子家长带来沉重的经济负担。从这个层面出发有以下几个方面容易结合思政内容。一是国家医疗卫生事业的发展,使得绝大多数孩子能够在生病后得到及时医治,防止小病转大,严重影响孩子的健康。二是国家医保政策的实施,使很多孩子无论住院还是门诊都可以得到一部分报销,减轻了家庭负担。三是国家大力发展预防接种,对很多容易和感冒混淆的急性传染病进行了预防,降低了孩子感染呼吸道相关疾病的概率。②在本病的治疗中部分西药的应用可能会出现一些不良反应,包括过敏、胃肠功能紊乱等。为了避免这些情况,利用中医中药,通过中西医结合的治疗使孩子出现更少的不良反应,而且还通过调理的作用减少复发的机会。

二、教学设计与实施过程

(一)思政理念分析

1.本病的案例突出了在治疗感冒过程中家长所遇到的情况。一是病情多次反复给患儿家庭带来的经济负担和心理压力,二是治病过程中家长最为关注不合理应用抗生素和激素带来的不良反应,三是反复感冒对儿童生长发育的影响。本案例帮助学生在掌握感冒诊断及治疗的知识之余,了解儿童患病后产生的家庭负担及心理变化,理解国家扶贫政策及医保政策的初心,并且了解现代医疗活动中中医的独特作用和中医药在治疗和预防疾病中的应用效果,坚定文化信仰,提高文化自信。

2.感冒是古今临床上的常见病、多发病,古代先贤也积累了大量治疗感冒的方法。学生通过学习相关古籍和前贤的辨证思维模式,将其应用在临床实践中。同时学习古代医家仁心仁术的高尚品德,提高个人业务水平,提升职业道德水平。

3.了解党和政府一直以来为人民服务的初心不改,为了满足人民的经济、卫生健康需求,制定了很多相关的法律法规,涉及医疗卫生、经济、卫生健康、环境保护等,医疗卫生相关法律法规中还专门制定了中医药相关的政策。提升同学们对党执政为民理念和社会价值观的凝聚力的认识,做政治可靠、业务能力突出的中医药传承人。

(二)教学方法

1.讨论式 课堂组织学生讨论,从儿童生理病理特点及环境等方面探讨感冒的发病原因,西医治疗所采用的抗生素和激素有哪些不良反应,针对这些不良反应如何进行早期预防和中医药辨证论治,鼓励学生发表自己的见解,提高分析、处理问题的能力,实现能力目标。

2.问答式 通过提问感冒相关的内容,学生能了解感冒的特点。比如哪些症状属于感冒的症状,这些症状其他疾病也可以见到,如何鉴别。

3.情景式 通过讲解疫情期间的新冠感染病例,学生能代入临床医师的身份,学习如何接诊、查体、诊断以及治疗方案的制订等。同时也了解了我国古代对传染性疾病的认识和治疗。

4.PBL法 通过抛出问题,比如感冒的儿童如何分辨寒热及兼夹证等,这些兼夹证和儿童的哪些生理病理特点有关。再结合中医诊断学相关的内容进行讲授,通过对感冒内容的讲解,让学生理解授课内容。

5.CBL法 通过提供一个病例,学生对感冒有了直观的认识,并且通过对病例的介绍,学生了解了感冒不同阶段、不同证型、不同兼夹证的演变和诊治。

6.翻转课堂 通过自主学习感冒并且进行讲授的过程,学生加深了对相关内容的理解。

三、教学效果

(一)教学目标达成度

通过多媒体展示、案例分析、课堂讨论等教学方法的实施,本案例的教学目标达成度较高。学生通过学习感冒及相关思政案例,在理论知识体系之外也对疾病产生的家庭及社会影响有了进一步的了解。此外,通过了解国家对中医药的重视和制定的相关法律法规,积极学习目前中医界代表人物的事迹,学生能够了解国家对中医的重视和这些优秀中医大家对中医药发展的贡献以及对世界的影响,领略中医的独特魅力和价值,坚定文化自信。通过学习,培养学生爱国拥党的政治信念,树立继承和发展中医药事业的坚定信念,达到现代中医药高等教育的育人目标。

（二）案例反思

本案例的教学效果较为理想,但仍有改进空间。在今后的教学中,可以进一步拓展古代医学文化的内容,增加一些实践环节,让学生更好地理解和掌握感冒的防治方法。同时在案例分析过程中可以更加注重学生中医临床思维能力的培养和提高。本节课程设计多媒体展示、案例引导、情景式教学等多种教学方法,学生在学习过程中能够沉浸在课堂教学中,对本病有深刻的认识,同时结合自身的认识发表自己的看法和见解,提出一些临床问题,体现了学生自行思考的能力,表现出自学能力和学习的积极性。但是由于临床经验不够丰富,对医保等相关政策不熟悉,对感冒的认识也仅限于自身所感受到的问题,对党和国家的法律法规认识不足。因此,还需要继续鼓励学生提出观点、发现问题,培养其独立思考的能力。

（三）学生反馈

通过学习这个相对熟悉的临床案例,学生在客观认识的基础上更系统、更深入地了解了中医药在预防和治疗感冒中的重要作用,更加深入地了解了中医药在防治疾病中的重要作用。从既往的模糊认识到系统认识,学生深刻认识到了继承和发展中医药事业的重要性和必要性,这对其未来的学习和职业发展规划有很大的启示。

第二节　哮　喘

一、案例

（一）案例介绍

有句老话是"外科不治癣,内科不治喘,治癣治喘必丢脸",这句话什么意思呢? 就是哮喘治疗起来非常困难。尽管这里面的喘指的是成年人的哮喘,和儿童不完全一样,但也说明了哮喘无论在儿童还是在成人中都比较难治。目前哮喘是儿童中很容易罹患的肺系疾病之一,对儿童的学习、家庭的经济都造成了影响。而中医药在防治哮喘中发挥了巨大的作用。

◆ 案例　发挥中医药优势和国家卫生保健工作让哮喘反复发作的孩子从根本上得到了控制

小天是个上一年级的小男孩,由于父母上班工作忙以及家庭条件优越,平时想吃什么父母都会尽量满足,家里堆满了零食,他最爱吃的就是汉堡、薯条等这些快餐。父母没时间给他做饭的时候,还会给他买面包。所以,他平时的饮食习惯以高糖高油为主,现在体形也越来越肥胖。最近一段时间,小天出现了喘息、气促、胸闷和咳嗽等症状,尤其在夜间加剧,导致小天和他的父母整晚都睡不好。小天的父母带小天去了医院,西医给的治疗方案在缓解症状上效果显著,但仍反复发作。

在同事的推荐下,小天父母去了中医院咨询,中医大夫通过望闻问切后,认为脾胃虚弱导致痰浊内生是小天哮喘的宿根。小儿脾常不足,易聚湿或成痰,痰贮于肺,加之外感风邪,入里化热,引动伏痰,痰随气升,阻于气道而咳嗽、喘促。中医大夫解释道,脾运,则水谷精微正常输布,不易酿生痰湿,故中医治疗重视健脾以消痰水,用参苓白术散、香砂六君子汤等加减用药来使脾运如常,同时劝诫小天的父母应少给孩子买零食,尽量在家里做清淡健康的一日三餐,用水果蔬菜代替零食,小天的父亲应该戒烟,给小天创造一个无烟的生活环境,从而减少小天哮喘的发作。

经过医生的治疗,加上小天爸爸不再在家里吸烟,小天很快就不再有夜间咳嗽气喘的情况了,而且脾胃功能越来越好,已经恢复到正常儿童体重标准了。如今,中医药进校园的活动逐渐增加,更多的家长选择用安全可靠、不良反应小的传统中医药方法治疗小儿疾病,调整小儿体质。随着国家对调整饮食结构、无烟教育的宣传普及,越来越多的家长开始重视营养学的学习,调整饮食结构,选择无农药添加、健康安全的水果蔬菜,商场、候车厅都开设了吸烟休息室,从而避免孩子们吸入二手烟,哮喘患病率以及病死率已大大降低。

(二)案例所反映的知识内容

1. 哮喘的概述 哮喘是由多种原因引起的小儿时期常见的肺系疾病。哮指声响言,喘指气息言,哮必兼喘,故通称哮喘。临床以反复发作、发作时喘促气急,喉间哮鸣,呼吸困难,张口抬肩,摇身撷肚为主要特征。古代医籍已认识到本病反复发作、难以根治的临床特点。本病发作有明显的季节性,冬春二季及气候骤变时易于发作。发病年龄以 1 ~ 6 岁为多见,大多在 3 岁以下初次发作。多数患儿可经治疗缓解或自行缓解,部分儿童哮喘在青春发育期可完全消失。接受正确治疗和调护的患儿,随年龄的增长,大都可以终生控制而不发。但如果治疗不当,长时间反复发作,会影响肺的功能,易造成肺肾两虚,喘息持续,难以缓解,甚至终生不得控制或危及生命。

针对我国儿童哮喘的调查显示,其患病率为 0.5% ~ 3.33%,个别地区则高达 5%。全国至少有千万以上患者,全世界有 1.5 亿人患有哮喘。近 10 年来,美国、英国、澳大利亚、新西兰等国家哮喘患病率(尤其是儿童)及死亡率明显上升,因此哮喘已成为严重的公共卫生问题,引起世界各国的极大关注。哮喘的现代中医治疗研究,如发作期与缓解期不同证型的治疗已取得很大的进展。中西医合治,超声雾化、穴位注射、穴位敷贴、推拿疗法、耳压疗法等多种治疗方法的应用,经实践证明对哮喘的控制十分有利。

2. 由疾病特点可能产生的思政要素 ①本病为慢性病,病程长,易反复发病,给患儿及家属带来严重的心理压力和身体影响。从这个层面出发有两个方面容易结合思政内容。一是国家的卫生保健工作全面覆盖,让儿童和家庭有足够的卫生保健条件。二是需要发挥中医药防治哮喘的优势。②在本病的治疗上西医采用常规治疗,以解痉、平喘和吸入激素治疗为主。中医认为哮喘的发病原因有内因及外因,内因在于脾、肾功能不足,使得痰饮留伏,隐于肺内,成为哮喘的宿根。外因在于感受外邪,接触异气,食用过多酸甜、辛辣食物及劳累过度所致。其中,痰是根本病邪。医生需要根据患儿不同体质,采用健脾化痰、益气固表、补肾纳气方来治疗。采用中西医结合治疗、预防儿童哮喘的发作,缓解其发作期症状。从本层面来说,思政的点就是医生为了儿童的健康不断探索,攻克难题,运用中医中药来协助儿童尽快补充营养。

二、教学设计与实施过程

(一)思政理念分析

1.本病的案例突出了在治疗哮喘过程中家长所遇到的情况。一是病情多次反复给患儿家庭带来的经济负担和心理压力。二是治病过程中家长最为关注的问题,即不合理应用激素带来的不良反应。三是反复哮喘发作对儿童生长发育的影响。本案例帮助学生在掌握哮喘诊断及治疗的知识之余,了解儿童患病后产生的家庭负担及心理变化,帮助学生理解国家扶贫政策及医保政策的初心,并且了解现代医疗活动中中医药的独特作用和中医药在治疗和预防疾病中的应用效果,坚定文化信仰,提高文化自信。

2.哮喘是儿科、内科的常见病,也是古今的疑难杂症,因此大量的古籍都记载了关于哮喘相关的内容,需要同学们温习中医古代经典古籍,尤其是《伤寒论》《金匮要略》等相关著作,从中领悟中医的精髓,感受中医的博大精深,提高文化自信。

3.了解政府为人民服务的初心,以及制定的大量关于提高人民素质、改善民生的法律法规,如中医药法、健康卫生法、环境保护法等,同时还设立医保等减轻人民就诊负担、使病有所医,不因病致贫,有助于提升学生对党和政府的信任度,使其坚定了做专业技术精湛的中医药传承人的追求。

(二)教学方法

1.讨论式　课堂组织学生讨论,从儿童生理病理特点及环境等方面探讨哮喘的发病原因,西医治疗所采用的激素等药物有哪些不良反应,针对这些不良反应如何进行早期预防和中医药辨证论治,鼓励学生发表自己的见解,提高其分析、处理问题的能力,实现能力目标。

2.问答式　通过提问哮喘相关的内容,同学们了解了哮喘的特点,如哪些症状属于哮喘的症状,这些症状其他哪些疾病也可以见到,如何鉴别。尤其是咳嗽变异性哮喘和普通感冒等疾病的区别是什么。

3.情景式　通过讲解哮喘病例,同学们代入了临床医师的身份,学习了如何接诊、查体、诊断以及治疗方案的制订等。同时也了解了我国古代医籍中对哮喘、喘证等相关疾病的认识和治疗。

4.PBL法　通过抛出问题,如哮喘的儿童可能存在肺脾两虚或者寒热错杂,如何分辨这些证型,这些证型和儿童的哪些生理病理特点有关等。再结合《内经》中关于水液代谢的相关内容,讲授哮喘为什么和肺、脾、肾这三脏有关,再延伸到和水液代谢相关的疾病都和这三脏有关。

5. CBL 法 通过提供一个临床病例,同学们对哮喘以及哮喘对儿童学习、生活的影响有了一个直观的认识,并且通过对病例的介绍,同学们了解了哮喘的中西医诊治方法。

三、教学效果

(一)教学目标达成度

通过课堂多媒体展示、案例分析、情景式、课堂讨论等多种教学方法的实施,本案例的教学目标达成度较高。学生通过学习哮喘概念、相关理论等方面的内容和思政案例,在获得理论知识之余也对疾病产生的家庭及社会影响有了进一步的了解,同时通过学习哮喘相关的古代医籍认识和治疗,能够深入理解中医药在防治哮喘中的重要地位。此外,通过学习相应的法律法规,培养了自身文化自信、制度自信的坚定信念,最终实现中医院校高校的育人目标。

(二)案例反思

本案例的教学效果较为理想,但还需要进一步改进。在今后的教学中,可以进一步拓展古代医学文化的内容,增加一些文献阅读或汇报环节,让学生主动地学习相关内容,加强自行理解和掌握中医药防治哮喘的方法。同时在案例分析环节,更加注重引导学生的中医临床思维。本案例实施过程采用多种教学方法,如课堂多媒体展示、课堂讨论、PBL 法、CBL 法等,这些方法能使学生积极参与教学过程,鼓励他们发表自己的看法和见解,提出问题和建议,表现出他们具有较高的自学能力和学习积极性。但是由于临床基础薄弱,对临床实际情况了解较少,所以对医保、法律法规等认识不足,在以后的教学中需要更加注重培养学生的创新思维能力、自主学习能力和独立思考能力。

(三)学生反馈

通过学习这个哮喘案例,学生更加深入地了解了我国历代中医药前贤运用中医药防治哮喘的经验,更加坚定了继承和发展中医药事业的信念。同时学生也深入地思考了中医药在现代社会中的发展和应用,坚定了文化自信、政治自信这一信念,对于将来的学习和职业发展规划有很大的启示作用。

第三节 肺炎喘嗽

一、案例

(一)案例介绍

儿童肺炎一直是我国的重点防治疾病之一,对于儿童来讲是个常见病,很容易罹患,有时还会造成严重的后果。现在随着人民生活水平的升高,孩子得肺炎后需要应用抗生素和激素等,这些药物可能会有比较大的不良反应,因此很多家长想借助中医药治疗和预防。

◆ **案例　国家卫生工作和经济发展让肺炎喘嗽反复发作的孩子得到了控制**

小明是一个可爱的小男孩,今年 2 岁了,他生活在一个偏远的山村里。由于家境贫困,小明的父母在他刚出生没多久后就外出打工了,他一直靠一些廉价奶粉和其他乳制品长大,平日里都是年迈的祖父母在家照顾他,由于家里条件差和祖父母年纪大,小明平时的卫生、饮食营养都满足不了其需求,再加上有一些外商在他们村里办起了工厂,经常偷排废水、废气,导致山村的空气质量一天不如一天。小明在 1 岁时的一次重感冒,由于不够重视拖延成了肺炎喘嗽病,爸爸妈妈从外地回来陪他住院治疗,但是由于爸爸妈妈的假期不足等各方面原因,治疗疗程不够就急匆匆地出院了。之后小明还是生活在那个空气污浊、经济贫困的山村里,这也导致小明的肺炎喘嗽一直反复,整个人也面黄肌瘦,一副营养不良的样子,个子也比同龄孩子矮了一大截。

每当小明生病的时候,爷爷奶奶总是焦急万分,但是由于小山村里医疗条件不足,加上他们年龄大了,还要忙田地里的农活,并且文化知识不足,也不知道平时该怎么照护小明,所以小明的病情也一直反反复复,始终得不到根治。

然而,就在大家都觉得生活条件就这样了的时候,一场变革开始在山村展开。政府开始大力推进环境保护工作,认为金山银山固然重要,但绿水青山更是人民健康和幸福的基石,对一些老旧工厂应拆尽拆,对一些整改不到位的工厂加大处罚力度,同时加大了对山村的扶贫力度,开始推行精准扶贫政策,为村里修了柏油路,建设"美丽乡村",铺设了自来水管道,引进了县城里的医疗资源,为村民们普及常见病相关的知识,提高村民的卫生意识,改善了山村的基础设施和环境卫生条件。同时,父母也因外出打工获得了更好的收入,家庭经济状况也得到了明显改善。随着环境的改善和家庭经济水平的提高,小明的健康状况也逐渐好转,经过爷爷奶奶对相关知识的学习,他得到了更好的照护和医疗照顾,饮食也变得更加丰富和营养均衡,爷爷奶奶平日里也会带他去看中医,吃一些增强体质的中药。慢慢地,小明的肺炎喘嗽问题得到了根治,他也变得更加健康活泼,身高也蹭蹭地往上长。

(二)案例所反映的知识内容

1. **肺炎喘嗽的概述**　肺炎喘嗽是以气喘、咳嗽、咯痰痰鸣、发热为主证的肺系疾病。相当于西医学中的小儿肺炎。本病一年四季都可发生,以冬春两季为多,好发于婴幼儿,年龄越小,发病率越高,病情重者越多。本病若治疗及时得当,一般预后良好,若是发生变证者则病情危重,原有先天性心脏病等疾病者易患本病且病情较重。本病是我国 5 岁以下儿童死亡的主要原因之一。近几年来,随着难治性支原体肺炎和腺病毒肺炎增多,伴有肺组织坏死、机化的儿童慢性呼吸道疾病的发病率有上升趋势,对儿童的肺功能和生活质量造成极大的影响。

2. **由疾病特点可能产生的思政要素**　①本病为儿童时期的高发病,易复发,给患儿及家属带来沉重的经济负担。从这个层面出发有两个方面容易结合思政内容。一是国家的医保政策全面覆盖,可以在患儿就诊时报销更多的费用,避免了因病致贫,因病返贫。二是国家的扶贫政策可在一定程度上给予患儿家庭一些照顾。②在本病的治疗中抗生素和激素的应用可能导致患儿出现营养不良等症状。为了避免这些情况,医生不断地学习,探索新的治疗方案以减少不良反应出现,并且利用一切有利条件,尤其是中医中药与西医结合的治疗,使患儿出现更少的不良反应,减小复发的可能性。从本层面来说,思政的点就是医生为了患儿的健康不断地探索,攻克难题,运用中医中药来减轻西医的不良反应。

二、教学设计与实施过程

(一)思政理念分析

1. 本案例突出了在治疗肺炎喘嗽过程中家长所遇到的情况。一是病情多次反复给患儿家庭带来的经济负担和心理压力。二是治病过程中家长最为关注的事情,即使用抗生素和激素带来的不良反应。三是反复肺炎喘嗽对儿童生长发育的影响。本案例帮助学生在掌握肺炎喘嗽诊断及治疗的知识之余,了解儿童患病后产生的家庭负担及心理变化,帮助学生理解国家扶贫政策及医保政策的初心,并且了解现代医学中医的独特作用以及中医药在治疗和预防疾病中的应用效果,坚定文化信仰,提高文化自信。

2. 肺炎喘嗽是儿科临床常见病,也是古今影响儿童生命健康的疾病之一,古人在临床中积累了大量治疗肺炎喘嗽的经验,通过温习中医古代经典古籍,领悟中医前贤的钻研精神,感受中医魅力,提高职业道德修养。

3. 在曾经的一段时期内,绝大多数人不能享受医保,这是因为我国经济不发达,政府难以为人民的卫生健康事业提供足够的资金。近些年来,政府努力发展经济,不断制定相应的医保、卫生健康政策,实现全民医保覆盖,使得全国人民人人享有医保。通过授课,同学们感受到了政府的惠民政策,提高了政治认同,同时也提升了专业素质,为做好中医药传承人奠定了基础。

(二)教学方法

1. 讨论式 课堂组织学生讨论,从儿童生理病理特点及环境等方面探讨肺炎喘嗽反复发作的因素,西医治疗采用抗生素和激素有哪些不良反应,针对这些不良反应如何进行辨证论治,鼓励学生发表自己的见解,提高分析、处理问题的能力,实现能力目标。

2. 问答式 通过提问肺炎喘嗽相关的内容,同学们了解了儿童肺炎喘嗽的特点,如在诊断时询问不同年龄儿童的呼吸频率并与正常成年人的呼吸频率对比,通过对比,既能了解肺炎喘嗽的呼吸频率特征,也让同学们理解成人和儿童的不同。

3. PBL 法 通过抛出问题,如肺炎喘嗽的儿童如何分辨寒热、痰热热毒等,再结合中医诊断学相关的内容进行讲授,通过对内容的讲解,同学理解了授课内容。

4. CBL 法 通过提供一个病例,同学们对肺炎喘嗽有了直观的认识,并且通过对病例的介绍,同学们了解了肺炎喘嗽不同阶段、不同证型的演变和诊治方法。

三、教学效果

(一)教学目标达成度

通过课堂讲授、多媒体展示、案例分析、课堂讨论等教学方法的实施,本节课的教学目标达成度较高。学生通过学习理论知识,明白了中医儿科治疗肺炎喘嗽的基本理论体系,感受到了中医的魅力,提升了职业认同感,还了解了党和政府各类相关政策对疾病的影响,提升了民族自信和凝聚力。

（二）案例反思

本案例的教学效果较为理想,但仍有不足之处。在今后的教学中,可以进一步拓展古代医学文化的内容,引入情景式教学,使学生更好地理解和掌握肺炎喘嗽的防治方法。在教学过程中,启发学生形成中医辨证思维的模式,也更加注重引导学生中医临床思维能力的提高,提高学生学习中医药经典著作的学习兴趣,进而提高其中医理论水平。

（三）学生反馈

通过学习这个案例,学生更加深入地了解了中医药在中华民族繁荣昌盛过程中起到了极其重要的作用,也感受到了中医的博大精深和中医先贤大医精诚的精神,更加坚定了继承和发展中医药事业的信念,深入思考了中医药在日益发展的当今社会中的发展和应用,坚定了职业认同感,对自身未来的学习和职业发展规划有很大的启示。

第四节　反复呼吸道感染

一、案例

（一）案例介绍

儿童呼吸道感染是儿童时期最主要的感染性疾病,其中儿童肺炎还是我国一直以来的重点防治疾病之一。孩子呼吸道感染后,不仅影响自身的学习,还会对家长的工作造成影响。除此之外,在治疗上需要应用抗生素和激素等进行治疗,这些药物可能会有比较大的不良反应,很多家长想借助中医药治疗和预防,因此中医药的参与和治疗具有重要的作用。

◆ **案例　国家卫生保健工作和经济水平发展让反复呼吸道感染的孩子从根本上得到了控制**

小兰3岁了,刚上幼儿园,由于父母工作忙,每天都是爷爷奶奶送她上下学,爷爷奶奶总是怕小兰着凉,所以每天都给她穿得厚厚的。小兰平时爱挑食,不喜欢吃蔬菜,只喜欢吃肉,长得虎头虎脑,看着结结实实的样子,但自从上了幼儿园,小兰隔三岔五的"感冒",总是流鼻涕、咳嗽、嗓子疼,有时候还发热,所以爷爷奶奶总是带她去医院,儿科的医生护士都成了"熟脸"。爷爷奶奶觉得小兰免疫力差,总是生病,怕营养不够,因此每次小兰想多吃肉,爷爷奶奶都很支持,爸爸妈妈不在家,也没人要求小兰每天都吃蔬菜。

小兰每次生病时,在医院开点口服药物或者输几天液,很快就能好,但总感觉不能断根,用药担心药物不良反应,不用药又担心发热加重成肺炎。因为经常生病,小兰不得不经常向幼儿园老师请假。爷爷奶奶和幼儿园其他小朋友的家长交流怎样才能提高免疫力,有人说喝口服液好,有人说中成药好,于是爸爸妈妈带小兰去医院做系统检查,咨询医生小兰为什么总是感冒。

医生详细地询问了小兰的情况以后，发现小兰平时不爱吃蔬菜，只爱吃肉，经常积食，大便好几天才解一次，而且每天都穿得很厚，就告诉小兰的家长营养搭配十分重要，各类蔬菜富含维生素及微量元素，对小朋友来说是必不可少的，而且吃饭也不能吃太饱否则容易积食，而积食容易造成内热的环境，给呼吸道感染形成一个内环境，更容易生病。俗话说"要想小儿安，三分饥和寒"就是这个道理。最后医生给小兰开了一些健脾胃和补肺气的中药，调理小兰的脾胃功能，改善小兰易积食内热、易受风邪的体质，还建议小兰每天进行适当的户外活动以锻炼身体，也能够增强体质，减少感冒。医生还说，学校是个公共环境，孩子刚刚上学不习惯，不能很好地适应环境的变化，学校里孩子多，一个人感冒时，其他孩子不知道自我防范，相互密切接触，容易交叉感染。尤其是在寒冷的冬春季节，更容易造成呼吸道感染流行，要按时接种疫苗，预防流感等疾病。同时大气环境污染、周围人吸烟等环境因素都能导致反复呼吸道感染。

国家经济发展起来了，基础公共设施的建设和国家的医保政策也越来越完善，各种疾病的普及和科普宣教也越来越多，计划免费疫苗以及其他一些自费疫苗也越来越规范。除此之外，国家对饮食结构、无烟教育的宣传普及也越来越多，商场、候车厅都开设了吸烟休息室。现在小兰一家每天都去公园锻炼身体，小兰也慢慢改掉了挑食的坏习惯，再也不经常去医院打针吃药了。除此之外，小兰一家还经常关注关于疾病和保健的科普宣教，还买了一本《揭秘呼吸道中的"捣蛋鬼"》，专门学习呼吸道感染的知识，培养健康意识，更好地预防疾病。

（二）案例所反映的知识内容

1. 反复呼吸道感染的概述　反复呼吸道感染是指1年或至少半年内发生上、下呼吸道感染的次数超过一定范围的肺系疾病。上呼吸道感染主要指感冒，包括鼻炎、咽炎、扁桃体炎；下呼吸道感染包括支气管炎、肺炎等疾病。反复呼吸道感染是小儿时期的常见病，多见于6个月~6岁的小儿，3~6岁常见。一年四季均可发病，冬春季为著，夏季趋于缓解。学龄前后感染次数明显减少。近年来，小儿反复呼吸道感染的发病率有逐年上升的趋势，我国儿科呼吸感染患儿的人数占门诊患儿的80%，其中30%为反复呼吸道感染。因小儿肺脏娇嫩，脾常不足，肾常虚，若出现反复呼吸道感染，治疗不当容易发生咳喘、水肿、痹证等病症，严重影响小儿的生长发育与身心健康。

反复呼吸道感染的发病原因除常见病因外，还可能与下列因素有关，如先天免疫缺陷或后天免疫功能低下，呼吸系统先天畸形，环境因素，维生素D代谢异常，精神因素，慢性疾病（贫血、营养不良、结核病、肾病及胃肠疾病）的影响等。现代中医学对反复呼吸道感染的病因病机研究、扶正祛邪治疗研究及增强反复呼吸道感染患儿的抗病能力、改善体质等方面的探索均已取得显著的成绩。

2. 由疾病特点可能产生的思政要素　①本病病程长，反复发病，给患儿及家属带来严重的心理压力和身体影响。从这个层面出发有两个方面容易结合思政内容。一是国家的卫生保健工作全面覆盖，让儿童和家庭有足够的卫生保健条件。二是国家的经济发展推动了疾病预防与治疗措施的完善，使家长和儿童对疾病的认知和预防调护的方法有了更深的理解。②在本病的治疗中，西医常以抗感染、抗过敏、调节免疫、对症处理等为主,抗生素使用较多,疾病容易反复。中医认为,本病发病原因分内因及外因,内因在于儿童体虚兼加内热,外因在于感受外邪,接触异气,饮食不当等。医生需要根据患儿不同体质,从健脾益气固表、清肺胃热盛等方面来治疗。采用中西医结合治疗儿童反复呼吸道感染,急则治标,缓则治本。从本层面来说,思政的点就是医生为了儿童的健康不断地探索,攻克难题,运用中医中药来协助儿童尽快调理体质,预防疾病。

二、教学设计与实施过程

(一)思政理念分析

1.本病的案例突出了在儿童罹患反复呼吸道感染中家长所遇到的情况。一是病情多次反复给儿童和家庭带来的经济负担和心理压力。二是治病过程中家长最为关注的是反复不合理应用使抗生素带来的不良反应。三是反复呼吸道感染对儿童生长发育的影响。帮助学生在掌握反复呼吸道感染诊断及治疗的知识之余,了解儿童患病后产生的家庭负担及心理变化,帮助学生理解国家医保政策的初心,并且了解中医对反复呼吸道感染的独特作用以及中医保健、养生等方法对儿童反复呼吸道感染的预防作用,坚定文化信仰,提高文化自信。

2.中医对反复呼吸道感染的认识和"虚人外感"等有一定的关联,但除了虚证之外还有很多实证,这些理论都需要通过熟读中医古代经典古籍如《内经》《伤寒论》《温病学》等相关著作才能正确领悟。在这个学习过程中,学生能学习古代医家的仁心仁术精神,感受中医魅力,提升职业道德修养。

3.了解人民政府为人民、党中央为人民的历史使命和初心。党和政府不断发展经济、提高综合国力,制定包括医保、发展中医药在内的一系列惠民政策和法律法规,使得人民能享受绿色生态环境带来的好处,能在患病后获得国家的支持,最终提升人民群众的民族自豪感、政治认同感和文化自信。

(二)教学方法

1.讨论式　课堂组织学生讨论,从儿童生理病理特点及环境等方面探讨反复呼吸道感染的发病原因,西医治疗所采用的方法有哪些,可能有哪些不良反应,针对这些不良反应如何进行早期预防和中医药辨证论治,鼓励学生发表自己的见解,提高其分析、处理问题的能力,实现能力目标。

2.问答式　通过提问反复呼吸道感染相关的内容,同学们了解了反复呼吸道感染的特点。反复呼吸道感染是一段时间的概念,而某次呼吸道感染是单次的,多次呼吸道感染构成本病。

3.PBL法　通过抛出问题,如反复呼吸道感染的儿童如何分辨寒热虚实,这些症状和儿童的哪些生理病理特点有关等。再结合中医诊断学的相关内容进行讲授,通过对反复呼吸道感染内容的讲解,同学们理解了授课内容。

4.CBL法　通过提供一个病例,同学们对反复呼吸道感染有了一个直观的认识,并且通过对病例的介绍,同学们了解了反复呼吸道感染不同阶段、不同证型以及授课者本身在临床上的体会。

5. **翻转课堂** 通过自主学习反复呼吸道感染并且进行讲授的过程,同学们加深了对相关内容的理解。

三、教学效果

(一)教学目标达成度

通过课堂讲授、案例分析、课堂讨论、翻转课堂等教学方法的实施,本案例的教学目标达成度较高。学生通过学习反复呼吸道感染及思政案例,了解了系统的中医理论知识体系。通过讨论和归纳总结,提高了学生分析、处理问题的能力,实现知识目标和能力目标。再通过对国家政策、法律法规的学习,提升了学生的民族自信心、政治凝聚力和职业认同感。

(二)案例反思

本案例的教学效果较为理想。在今后的教学中,可以进一步拓展古代医学文化的内容,同时增加教材之外的内容,比如和方剂学相关的内容、教师的个人临床经验等,再增加一些实践环节,让学生更好地理解和掌握反复呼吸道感染的防治方法。同时在案例分析过程中可以更加注重学生中医临床思维能力的培养和提高,需要更加注重培养学生的中医创新思维能力和自主学习能力,鼓励学生提出自己的观点和见解,培养学生独立思考能力。

(三)学生反馈

通过学习反复呼吸道感染这个案例,学生更加深入地了解了中医药"上工治未病"的预防理念,以及历代中医先贤对中医做出的巨大贡献,更加坚定了继承和发展中医药事业的信念,对于其未来的学习和职业发展规划有很大的启示。

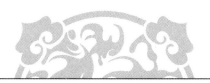

第三章　脾系疾病

　　脾系病证是由于饮食、感受外邪、情志所伤、体弱久病等因素,影响脾的运化、胃的腐熟功能而引起的一类病证。此类病症的发生主要由于脾胃的纳运功能失常所致,故使脾胃燥湿相宜、升降相和,恢复脾胃纳运功能为小儿脾系病证的基本治疗原则,是中医药的重要优势病种。脾系病证主要涵盖了口疮、泄泻、厌食、积滞、疳证、缺铁性贫血等疾病。

　　目前,中医药治疗脾系疾病以治脾为主、兼顾其他脏腑,重视病机辨证论治,使用补益剂,注重调理生活方式,无明显不良反应,成本效益好,可预防发病。中医药以全面辨证论治为特征,同时兼顾安全成本,在预防和治疗脾系疾病方面具有独特优势,取得了巨大的成就。因此,学生只有充分认识中医药在治疗脾系疾病中的优势及贡献,方能坚定中医文化自信,培养中医思维和中医觉悟。

一、教学目标

　　1. 知识目标　掌握中医药诊治小儿脾系疾病的思路、方法及方案。

　　2. 能力目标　提高中医药诊治小儿脾系疾病的能力;提高检索文献、阅读经典、归纳分析的科研能力。

　　3. 思政目标　融入职业素养、传统文化、政治认同、科学精神等思政元素。

二、相关知识板块的思政元素分析

　　1. 培养传承创新的职业素养　在传承中医理论基础上,通过理论和实践的创新促进中医事业的可持续发展。

　　2. 提升国家荣辱感　强烈而正面的国家荣辱感对一个国家的发展和繁荣具有重要意义,是维系国家团结和凝聚力的重要因素,要培养学生主动探寻民族自豪感、国家荣辱感。

　　3. 增加民族自信心　中国传统文化为中医提供了理论基础和思想源泉,是中医形成和发展的重要内在因素。因此,应该增强继承和发扬中国传统文化的意识。

　　4. 形成工匠精神的职业素养　在课堂上引出河南中医药大学教授丁樱、任献青、马丙祥、翟文生等为代表的劳动楷模,结合儿童对于祖国的特殊意义,以工匠精神来引导学生,以担当精神实现人生价值。

5. 树立专业认同感　通过相关知识的学习,引导学生更深切地体会到"健康所系,性命相托",从学习过程中找到前进的动力和正确的方向,形成课程认同感,建立自信心,调动自主学习兴趣与动力,提升专业认同感。

6. 以人为本的政治认同　由于国家儿保工作的全面覆盖,让儿童和家庭有足够的保健条件,大大降低了许多婴幼儿常见疾病的发生率,体现了人民至上,培养了学生以人为本的政治认同。

第一节　口　疮

一、案例

(一)案例介绍

口疮对于我们来讲再常见不过,在儿童中也不少见,人们普遍认为这时候应赶快口服中成药,并改善饮食习惯,但对于婴幼儿,存在口服药物困难、不能配合治疗的实际情况,可能影响治疗效果,再加上患儿此时饮食受限,会出现不吃饭、不睡觉、易激惹等症状。那么,在这个时候就可以用到中医的一个利器——传统外治的方法。

◆ 案例　蛋黄油的制作和现代实用体现了中医药的传承和创新

蛋黄油是什么? 蛋黄油又称鸡子鱼、凤凰油等,它是从鸡蛋的蛋黄中提取的油,因为蛋黄油含有丰富的维生素 A、维生素 D 和卵磷脂等,这些物质对皮肤的再生和代谢有着重要作用,为治疗溃疡类疾病的良药。

如何制备? 具体步骤如下:①取 20 个鸡蛋,将鸡蛋洗净,用水煮熟,剥掉蛋壳和蛋白,只留下蛋黄。②放入平底锅内,不需要加油,以木质或竹制锅铲压碎,越细越好。③以中火干煎,连续翻炒使蛋黄均匀受热。大约 15 分钟后,蛋黄会有点烧焦,20 分钟时开始起浓烟,这时开始只要翻搅几下即可,30 分钟左右,浓烟达到最大,蛋黄会变成黑色,看起来像沥青,此时用锅铲压,会流出蛋黄油。④熄火,将蛋黄油倒进瓷碗中。等冷却后,用纱布过滤,把烧焦过程的粗碳粒滤掉,留下的蛋黄油是黑色的。放在干燥的阴凉处或冰箱里可保存 1～2 年,可以作为家里的备用药。

有何作用? 中医认为,蛋黄油具有滋阴养血、解毒敛疮、养心安神、止痛止泻等多种作用,在皮肤病方面可清热润肤、消炎止痛、收敛生肌和保护疮面。现代用蛋黄油治疗的疾病颇多。外涂可治疗湿疹、皮炎(儿童的湿疹或是尿布性皮炎)、烫伤、冻疮、口腔及各种体表溃疡、唇风、鼻前庭炎、中耳炎、乳头皲裂、宫颈糜烂、癣、鸡眼、痔疮等;内服还可治疗胃溃疡、慢性胃炎、小儿消化不良及腹泻、百日咳等。外用一般涂抹在患处即可,内服一般一天 15～20 毫升,胃病要饭前使用。

(二)案例所反映的知识内容

1. 口疮的概述　口疮是在口颊、唇舌、齿龈、上腭等处出现的黄白色溃疡,以灼热疼痛,或伴发热、流涎等为特征的一种口腔疾患。溃疡只发生于口唇两侧者,称燕口疮;若满口糜烂,色红疼痛者,则称为口糜。本病以婴幼儿多见,发病无明显季节性,临床既可单独发生,亦可伴发于外感热病或其他疾病发病过程中。一般预后良好,少数体质虚弱者,口疮可反复发生,迁延难愈。本病属西医学口炎范畴,多由细菌、病毒、螺旋体等感染所致。食具消毒不严,口腔不洁,或各种疾病致机体抵抗力下降,B 族维生素缺乏等为常见诱发因素。临床类型包括疱疹性口炎、溃疡性口炎、卡他性口炎等。中医治疗依据病性辨证,重在辨实证和虚证。实证一般起病急,病程短,口腔溃烂及疼痛较重,局部有灼热感,口臭流涎,或伴发热、烦躁、哭闹拒食等症状,治以清热解毒、泻心脾积热。虚证起病缓,病程长,反复发作,口腔溃烂及疼痛较轻,或伴低热、颧红盗汗,或伴神疲、面白、纳呆、便溏等症状,治以滋阴降火或健脾温肾,引火归元。辨别病情轻重:口疮轻者仅见口腔出现溃疡点,妨碍哺乳进食,饮食时可因疼痛出现哭闹,一般可先单用外治方药;重者伴发热、烦躁、啼哭不安,或见呕吐、腹泻等症,必须内外合治。

2. 由疾病特点可能产生的思政要素　传承创新中医传统中成药,扩大在外治中的应用。外治手段操作简单,适用于儿童。中医外治主要包括敷贴、擦拭、针灸、推拿、拔罐等,操作方便,无创伤,对儿童来说接受性强,对于儿童不宜或难以口服药物的情况下,可以辅助内治或替代内治,对预防和康复疾病的作用显著。蛋黄油无化学成分,使用安全,长期使用也无不良反应。所以总体来说,中医外治在儿科中应用广泛,作用明显,是中医儿科治疗的重要组成部分。因此,在传承中医理论基础上,还要通过理论和实践的创新促进中医事业的可持续发展。

二、教学设计与实施过程

(一)思政理念分析

1. 蛋黄油作为一种传统滋阴养血、收敛生肌的中成药,它的药理作用与中医"阴虚血亏"的病机理论相契合。蛋黄中的卵磷脂、胆固醇等成分对血管内皮细胞具有保护作用机制。基于临床应用开展创新,针对常见症如贫血、月经不调等,可开展定量化的临床观察与研究。在创新制剂形式上,可以研发口服胶囊制剂,以提高服用方便性;也可以研发外用乳液、凝胶等新型外用制剂,扩大临床应用范围。同时,以中医辨证论治为指导,研究者可在临床实践中检验和优化蛋黄油在不同证型下的应用规律。此外,依靠高校和研究机构对蛋黄油的研究成果进行转化,为临床提供更优质的产品和服务,强调产学研合作。以上思路符合中医传承创新的基本原则,有利于蛋黄油这一传统中成药在现代应用和研发上的可持续发展。以上思想体现了中医传承创新的基本原则,即在传承中医理论基础上,通过理论和实践的互动促进中医事业的可持续发展。

2. 从一个更广的范围重新认识中医儿科学,尤其是在新的时代背景下了解中医儿科学的发展创新,对激发学生的学习热情和探索欲望、增强知识迁移的效率、提高学习的成效具有重要的意义。

(二)教学方法

1. PBL 教学法　课前布置作业,预习"口疮"章节内容,整理古籍中记载的"口疮"具体应用案例,要求学生提出需要解决的问题。

2. 讨论法 引导学生在深入思考的基础上进行讨论:中医药的传承创新应该如何进行,当代大学生可通过哪些方式进行实践和科研创新。

三、教学效果

(一)教学目标达成度

本案例通过对"蛋黄油"的客观认识,启发学生对于一些不科学、不合理的老传统、老观念要主动摒弃,避免盲从,要学会用批判思维、用客观的态度及科学的方法认识问题、解决问题。

注重思政目标与知识目标的有机结合,满足了学生对口疮病因病机的认识,提高了学生获取知识的兴趣,降低了学生对知识要点的记忆难度。

(二)案例反思

教学过程中,教师应关注学生的反应及参与度,评估思政案例内容、案例引入的时机及形式等是否适当,是否有不合时宜及生搬硬套等需要纠正的情况。教学结束后,教师应通过学生主观评价及课后作业完成的情况,评估是否达到教学目标。教师应对教学情况进行合理性反思,总结教学内容与方式方法的优势与不足,总结学生的参与和接受程度,不断总结提升教学效果。

(三)学生反馈

学生通过课前查阅资料并预习相关教学内容知识点,课堂气氛热情活跃,与老师互动积极主动,学习兴趣显著提高,对口疮病因病机知识点熟练掌握。通过课后交流,学生对口疮的病因病机认识充分,注重对待事物有科学的认识和客观的态度。

第二节 泄 泻(小儿腹泻)

一、案例

(一)案例介绍

泄泻对于儿童来说再常见不过,在之前经常能听到并且看到因为泄泻时间长引起脱水甚至出现生命危险的情况,因此既往把这个病归为现代儿科四大病之一,可见其常见性。但是,随着医疗水平的提高,国家对于卫生事业的重视,现在的急危重症较前明显减少,并且轮状病毒疫苗的使用也减少了相关感染而导致的腹泻。

◆ 案例 国家医疗条件的改善使腹泻重症的发生率大大降低

小花3岁了,由爷爷奶奶带着在农村里生活,父母在城里打工。一次,她吃了过夜且未加热的饭菜后,大便次数多,一天拉5~6次。爷爷奶奶未重视,以为是像平常一样普通的拉肚子罢了,从诊所里拿了点止泻的蒙脱石散,但小花吃了后效果并不好,一天拉

10~20次,且水样腹泻变多、大便量变多而小便量变少,并且精神也变差了,出现嗜睡、软弱无力的症状,爷爷奶奶听诊所大夫说:"可别是轮状病毒感染性腹泻,这个是很麻烦的,赶紧带着孩子去城里大医院看看吧!"爷爷奶奶便抓紧打车带着小花前往县城医院里治疗,结果检查出来并不是轮状病毒感染,经过3天补液治疗,小花的精神状态好转,且腹泻也已经止住。爷爷奶奶向医生咨询关于轮状病毒感染的知识,医生告诉爷爷奶奶说:"轮状病毒感染可不是简单的'拉肚子',目前尚无轮状病毒腹泻特效药,仅能提供口服补液盐或输液等对症治疗手段,解决患儿脱水问题。轮状病毒是全球5岁以下儿童严重脱水性腹泻的首要病因。好在小花的情况并不属于轮状病毒感染,但也需要预防。"爷爷奶奶便问如何预防,医生回答:"可以接种疫苗,目前接种疫苗可以有效防止重症的发生,大大降低死亡率。"并建议爷爷奶奶跟小花的父母商量下是否愿意为小花接种疫苗。后来,小花接种了疫苗,今年6岁了,至今健康,一次偶然看电视时,爷爷奶奶看到有新闻报道说关于国外经济落后地区不少小孩死于轮状病毒感染导致的严重脱水,爷爷奶奶都自豪并感恩生活在中国这样的国家。

2019年,中华预防医学会组织流行病学、病毒学、免疫学、儿科学、卫生管理等方面专家共同研讨了关于中国儿童轮状病毒胃肠炎的免疫策略,之后由国内10余位专家共同编写了《儿童轮状病毒胃肠炎免疫预防专家共识(2020版)》。按照共识中推荐的免疫程序,适龄儿童应尽早接种轮状病毒疫苗,其中有条件的地区或轮状病毒疾病负担较重的地区,可尽快将轮状病毒疫苗纳入免疫规划,这体现了国家对儿童保健及疾病预防工作的重视。

(二)案例所反映的知识内容

1.泄泻的概述　泄泻(小儿腹泻)是由多种外感、内伤因素引起,以大便次数增多、粪质稀薄或如水样为特征的一种小儿常见病。本病一年四季均可发生,夏秋季节发病率较高。不同季节发生的泄泻,证候表现有所不同。2岁以下小儿发病率高,因婴幼儿脾常不足,易感外邪、伤于乳食,或脾肾气阳亏虚,均可导致脾病湿盛而发生泄泻。轻者治疗得当,预后良好;重者下泄过度,易见气阴两伤,甚至阴竭阳脱;久泻迁延不愈者,则易转为疳证。西医学称本病为小儿腹泻,分为感染性腹泻和非感染性腹泻两类。感染性腹泻多由病毒(如轮状病毒、柯萨奇病毒、埃可病毒等)、细菌(如致腹泻大肠杆菌、空肠弯曲菌、耶尔森菌等)引起。非感染性腹泻常由饮食不当,肠道功能紊乱引起。产生腹泻的机制有肠腔内存在大量不能吸收的具有渗透活性的物质;肠腔内电解质分泌过多;炎症造成的液体大量渗出;肠道运动功能异常等。中医学治疗小儿泄泻方法较多,泄泻的中药新药研究建立了规范化制度,中医药治疗泄泻的药理研究已从调节胃肠运动、抗腹泻、抗病毒、抑菌等试验中得到证明。现代对西医学不同类型腹泻的辨证论治规律及多种疗法的研究已经开展,目前研究还在不断深入中。

2.由疾病特点可能产生的思政要素　小儿易发生腹泻,且容易出现变证。据统计,腹泻病是5岁以下儿童死亡的第二大原因,需要及时防治。从这个层面出发容易结合的思政内容如下:我国医疗条件的改善、轮状病毒疫苗的研发、国家对儿童保健及疾病预防工作的重视,使得重症率、死亡率大大降低,增强了学生的国家荣辱感。

国家荣辱感对一个国家和民族来说具有很重要的意义,主要包括以下几个方面。

①形成民族自豪感和归属感:当国家取得荣耀时,可以增强人民对国家的认同感和归属感。②提升国家形象和软实力:国家荣耀可以提升其在国际上的形象和影响力,增强其软实力。③推动国家发展进步:国家荣辱感可以激发全民力量,为国家发展进步提供动力,面对国耻时也会让人民群众产生自我反思和改进的动力。④维护国家利益和主权:强烈的国家荣辱感可以增强人民群众维护国家利益和主权的决心。⑤加强民族凝聚力:国家荣辱共同体意识可以增强不同族群之间的凝聚力和团结力。⑥影响国际地位:一个国家在国际事务中取得的成就和地位,也取决于其国力和软实力,这与国家荣辱感是分不开的。⑦传承民族精神:国家荣辱是塑造和传承一个民族的民族精神和道德标准的重要组成部分。所以,强烈而正面的国家荣辱感对一个国家的发展和繁荣具有重要意义,是维系国家团结和凝聚力的重要因素。

二、教学设计与实施过程

(一)思政理念分析

1. 中国疫苗价格低廉或者免费会让中国人民感到国家有作为,提升自身的国家荣辱感,主要有以下几个方面的原因:①从技术研发和产能投入角度,中国研发和生产新冠疫苗在短时间内取得了很好的效果,价格控制得低,这证明了国内科研人员和企业的能力。中国疫苗出口其他国家和地区,价格相对优惠,这在一定程度上展示了中国在全球公共卫生领域的贡献与责任心。低廉的价格有利于中国疫苗在发展中国家和需要帮助的地区更广泛地应用,这增强了中国在国际援助与人道主义领域的影响。②从国际社会角度,中国通过研发和提供价格实惠的疫苗,赢得了一定的正面评价,这提升了中国在全球卫生领域的地位和口碑。总体来说,中国在疫苗合作中体现出了国家责任与担当,如果质量也获得认可,无疑会让国人认识到国家在这场全球危机中起到了作用,增强了国家荣辱感。

2. 培养学生批判思考的能力、理论联系实际的能力,使他们关注身边事物,关心社会发展。德育的融入,当以学生为本,激发他们探知的欲望,主动探寻民族自豪感、国家荣辱感。

(二)教学方法

1. 演示讲授法 通过腹泻与疫苗的图片、资料等导入课程,从出生到18岁的计划内及计划外疫苗的总结,激发学生的好奇心和探究欲。以教材为依据逐步展开腹泻的定义、病因病机、临床表现和诊断治疗的讲解。

2. 课堂讨论 针对课前布置的问题,让学生展开课堂讨论,探讨腹泻如何规范治疗以及中医药参与的时机和方法。

3. 课堂总结 总结本节课的主要内容,强调腹泻的危害性和临床治疗的迫切性,鼓励学生积极参与腹泻的科普宣传和治疗工作。

三、教学效果

(一)教学目标达成度

本案例课堂教学效果良好,实现了腹泻教学大纲要求的知识目标、能力目标和育人目标。教师采用了多种教学方法,如讲解、演示、案例分析等,使学生能够更好地理解腹泻的相关知识,课堂教师还注重与学生的互动,鼓励学生提出自己的问题和看法,从而激发学生的学习热情和主动性。在知识目标方面,本案例中的教师通过讲解和演示,让学生了解了腹泻的病因、病理生理、临床表现、诊断和治疗等方面的知识,帮助学生构建了完整的知识体系。在能力目标方面,通过课前相关文献的搜集和整理,提高了学生检索、阅读和解读文献的能力,学生能够运用所学知识对具体的腹泻案例进行分析,提高了学生的临床思维能力和实践能力。在育人目标方面,本案例中的教师结合知识点融入了国家荣辱感。

(二)案例反思

本节课的成功之处在于将中国疫苗的价格低廉或免费的情况和疾病腹泻相融合,结合思政理念融入教学中,通过对国家荣辱感的思考和反思以及观看腹泻触目惊心的图片,激发了学生服务人民、勇于奉献的社会责任感。但在教学过程中也存在一些不足之处,例如在课堂讨论环节,由于对疫苗的知识缺乏,对价格解读较为吃力,课堂讨论参与度不高,需要教师在后续教学中加强指导并调动学生的积极性。此外,在讲解一些知识点时,有些学生存在理解困难的情况,需要教师在后续教学中适当调整讲解方式和方法,帮助学生更好地理解和掌握本章节的知识难点和重点。

(三)学生反馈

通过课后调查,学生普遍反映本节课内容实用性强,能够解决临床实际问题,同时培养了他们的中西医结合的临床诊疗能力。学生认为本节课内容丰富,知识点讲解清晰,易于理解和记忆。本节课结合文献解读,让学生感受到了中医理论的博大精深,感受到了中医药文化的独特魅力,坚定了自己对中医的信仰和传承中医的信念。本次授课课堂氛围好,教师授课生动有趣,让学生更加投入到学习中,对于腹泻的定义、病因病机、临床表现和诊断治疗等知识点的讲解由浅入深,让学生对于本病有了更充分的理解。

第三节 厌 食

一、案例

(一)案例介绍

厌食又称恶食、不思食,主要特征是较长时期厌恶进食、食量减少,当代医家同样认为小儿的厌食大多与不恰当的喂养方式相关。中华民族在漫长的与自然和疾病的斗争历史中,在小儿保育方面积累了丰富的经验,对现代厌食的治疗有重要指导意义。

◆ 案例 优秀的中医传统育儿方法"养子十法"

我们经常从古代经典中寻求养子教子的智慧和方法,作为同样博大精深的中医学,也有独特的育儿实用经典,这就是著名的"养子十法"。"养子十法"沿袭千百年,流传甚久,最早记载的是宋代陈文中所著的《小儿病原方论》,是中医儿科医学中关于小儿抚养保育内容的重要经验总结,对于现今家长育儿有重要意义,值得学习。这十法分别是:背要暖,肚要暖,足要暖,头要凉,心胸要凉,勿小儿令见非常之物,脾胃忌寒,儿啼未定、勿使饮乳,勿服轻粉朱砂,勿过度洗浴。

一要背暖:中医认为背部为诸阳经所行之处,风寒之气易从背俞穴进入人体而导致生病。因此小儿背部一定要及时添加衣物,尤其在夜晚睡觉之时。二要肚暖:肚腹为人体脾胃(消化吸收器官)所在之处,中医理论有温则行、寒则凝的观点。温暖则脾胃运化正常,寒则脾胃运化停滞失常,会出现腹痛、厌食、呕吐、腹泻等症状。三要足暖:中医认为寒从足下起,因此足部要保持温暖,如果足部受凉常会引起感冒发热等疾病。四要头凉:中医认为头为六条阳经聚集之处,阳气比较旺盛,所以头部不宜戴太多的帽子等物。但需要注意一点的是头部虽不宜太温,但要注意避风,因为头部是人体最高处,俗话说高处不胜寒,在人体也同样是这样,头部是最容易着凉受风的地方。因此在外出和在家休息时要避开风口,不可当风直吹。五要心胸凉:心胸部血液循环旺盛,故睡觉时不宜盖太多被褥。六要勿令见非常之物:因为小儿生长发育还不够完善,神气未定,易受外界惊吓而引起抽搐。七者脾胃要温:因小儿脾胃喜温而恶寒,在患儿用药时要多用温性的药,少用寒凉的药物。八者儿啼未定、勿使饮乳:小儿哭闹时,常有空气吸入腹内,此时吃奶常会引起腹胀、呕逆等不适,因此最好在小儿安静时吃奶。九者勿服轻粉、朱砂:轻粉、朱砂有下痰涎镇静安神的作用,但其性寒冷,易伤身体。十者一周之内宜少洗浴:指小儿出生的第一周,不宜多次洗浴,中医认为新生儿如草木之新芽,未经寒暑娇嫩软弱,故不可频频洗浴,恐温热之气郁蒸不散。

(二)案例所反映的知识内容

1. 厌食的概述　厌食是小儿时期的一种常见病症,临床以较长时期厌恶进食、食量减少为特征。本病可发生于任何季节,但长夏暑湿当令之时,症状常加重。各年龄儿童均可发病,临床尤以1~6岁小儿为多见。城市儿童发病率远高于农村。患儿除食欲不振外,一般无其他明显不适。病程迁延不愈者,可使气血生化不足,抗病能力下降,而易罹患他症,甚至影响生长发育转化为疳证。中医古代文献中无小儿厌食的病名,但文献所载"不思食""不嗜食""不饥不纳""恶食"等病症的表现与本病相似。西医学认为,引起厌食的原因主要有两类:一是由于局部或全身疾病影响消化功能,使胃肠平滑肌的张力下降,消化液的分泌减少,酶的活力降低所致;二是中枢神经系统受人体内外环境及各种刺激的影响,可能会使对消化功能调节失去平衡所致。中医学对本病的治疗已经积累了丰富的经验,江育仁教授提出"欲健脾者,旨在运脾,欲使脾健,则不在补而贵在运也"的观点,受到高度重视。厌食基础及实验研究的开展,对揭示中医药治疗学原理发挥了积极作用。多种疗法的临床应用进一步提高了临床疗效。

2. 由疾病特点可能产生的思政要素　中医儿科也吸收和继承了很多中国传统文化的因素。阴阳五行理论:中医儿科在诊断和治疗中广泛应用阴阳五行理论,比如"少阴病""少阳病"等病名。养生理论:中医儿科强调按季节调理,如"夏天多饮水"等,源于中国传统养生文化。营养观念:中医儿科重视儿童营养结构,如"七味汤"融汇中药营养理论。养育理念:如"待人以礼""身教大于言教"等理念,源于儒家伦理教育思想。医德标准:中医儿科强调"医德""尊师重道",承袭中医文化传统。以上各个方面都显示出中医儿科深受中国传统文化熏陶和影响,在理论和实践上都与传统文化有内在联系。

二、教学设计与实施过程

(一)思政理念分析

1. 中国传统文化对中医的形成具有重要作用,主要表现在以下几个方面。①形成了中医理论体系:中医理论体系的形成,吸收了道家阴阳五行说、儒家修身养性思想等传统文化理论。②提供中医治疗思想基础:诸如"医以其人""治以其病""全面调理"等思想,源于中国传统文化对人体与自然的看法。③形成中医诊断方法:如脉诊、舌诊等方法,与中国传统文化中对阴阳五行变化的观察有关。④形成中草药应用理论:中药的药性论、对应论等,与中国传统阴阳五行文化有着内在联系。⑤形成中医养生理论:如"养阴益阳""调经活络"等理论,源于中国传统文化对人体生命活动的理解。⑥形成中医文化内涵:如"医者仁心""医道济世"等思想,与中华文化理念相融合。总之,中国传统文化为中医提供了理论基础和思想源泉,是中医形成和发展的重要内在因素。因此,应该增强继承和发扬中国传统文化的意识。

2. 立足文化内涵,在遵循课程专业教育要求的同时,充分挖掘"育德"内涵,有机融入社会主义核心价值观和中国优秀传统文化教育。

3. 中医药是我们的国宝,饱含中华优秀传统文化。中西医结合不仅是继承和发扬祖国医学问题,也是丰富现代中医的实践和理论问题。

(二)教学方法

1. **讨论法**　引导学生在深入思考的基础上进行讨论,从"养子十法"展开,进一步讨论如何继承和发扬中国传统文化,尤其是涉及中医儿科学中的具体内容。

2. **课堂总结**　总结本节课的主要内容,强调厌食的危害性和临床治疗的迫切性,鼓励学生积极参与厌食的科普宣传和治疗工作。

三、教学效果

(一)教学目标达成度

注重思政目标与知识目标的有机结合,一方面使学生看到了厌食对儿童的危害性,另一方面通过思政案例映射出中国传统文化对中医儿科的重要性,提高了学生获取知识的兴趣,降低了学生对知识要点的记忆难度。

鼓励学生从思政案例中思考,用问题引导学生的自发性学习热情,增加课堂的趣味性及互动性,拉近课本知识与生活的距离。

(二)案例反思

中医儿科深受中国传统文化熏陶和影响,在理论和实践上都与传统文化有着内在联系。中国传统文化为中医提供了理论基础和思想源泉,是中医形成和发展的重要内在因素。可以"养子十法"为出发点进行相关内容的讲解,增强学生继承和发扬中医儿科学的意识和信心。

（三）学生反馈

在课堂中穿插以故事为主的内容，一方面在大量的信息输出中给学生缓和的节奏，另一方面活跃课堂，增加互动，提高学生学习兴趣。学生对厌食可能造成的损伤有了较深刻的认识，对厌食患者的遭遇给予深刻的同情，更加清楚作为医生的责任和重要性。

第四节 积 滞

一、案例

（一）案例介绍

积滞的病因在《素问·痹论》中有所论述："饮食自倍，肠胃乃伤。"目前导致小儿积滞的主要原因为暴饮暴食，尤其是节假日家庭聚餐时更为常见。在中国，从最初不能解决温饱问题到现在的粮食富足，离不开袁隆平等科技工作者的工匠精神。

◆ **案例 仓廪实则天下安**

在几十年前，粮食还不能满足民众需求。为了让人民吃上饱饭，他选择了在当时被视为不可能、没有人敢碰的杂交水稻研究。1961年，经过持续不懈的田间努力，袁隆平终于发现了具有非常强的杂交优势的"鹤立鸡群株"——这株稻谷开创了杂交水稻研究的新纪元。但紧接着，他面临着一个巨大的技术难题：如何证明水稻具有广泛的杂交优势？当时国内外专家普遍认为这是不可能完成的任务，但是袁隆平没有就此放弃。科技突破之路注定需要不断地克服困难，袁隆平几十年始终坚持不懈地投身在杂交水稻的研究之中，表现出了超乎寻常的坚定意志和锲而不舍的精神。

在杂交水稻的研究初期，一方面实验条件极为艰苦，农业研究的外界环境很不好控制，经常遭遇各种恶劣天气，但袁隆平不断地克服各种困难去完成实验。另一方面，面对当时不解的怀疑者，他在不断克服困难的过程中，磨砺了自己的坚强意志，终于在1967年带领团队找到了理想的雄性不育系"野败型"。经过持续的实验和探索，袁隆平团队完成了世界上第一个三系杂交水稻组合，标志着世界性核心技术难题的突破。通过这一阶段的不懈努力，彰显了袁隆平纯粹求真和坚持不懈的专注精神，这是科技工作者必须具备的品质。工匠精神的核心在于专注解决技术难题，这也是科技创新的原动力。

同样，在每年的10月16日"世界粮食日"，当知不负"食"光不负"辛"，怀念袁隆平院士，更深刻地认识到每一粒粮食的来之不易，做勤俭节约风尚的传播者、实践者、示范者。

（二）案例所反映的知识内容

1. 积滞的概述 积滞是指小儿内伤乳食，停聚中脘，积而不化，气滞不行所形成的一种胃肠疾患。以不思乳食，食而不化，脘腹胀满，嗳气酸腐，大便酸臭为特征。又名"食积""食滞""乳滞"等。本病一年四季均可发生，夏秋季节暑湿当令之时发病率较高。各种年龄均可发病,尤以婴幼儿最为多见。禀赋不足,脾胃素虚,人工喂养及病后失调者更易罹患。本病一般预后良好,少数患儿可因迁延失治,进一步损伤脾胃,致气血生化乏源,营养及生长发育障碍,从而转化为疳证,此即前人所言:"积为疳之母,有积不治,乃成疳证"。西医学"消化功能紊乱症"与本病相似。消化功能紊乱症是指由喂养不当引起,以食欲不振、大便不调、呕吐、腹胀、腹痛等为主要症状,大便检查有不消化食物残渣或脂肪球,排除消化道器质性疾病、精神障碍及其他系统疾病的一组综合征。中医学对积滞的研究广泛,积滞动物模型的建立为开展中药新药的规范化研究提供了依据。中医临床研究不断深入,多种疗法的开展不仅丰富了本病的治疗学内容,而且提高了治疗效果。

2. 由疾病特点可能产生的思政要素 "工匠精神"是指一种对工作的态度和追求。具体来说,工匠精神主要体现以下几个方面:①注重细节,注重每一个细小的步骤和环节,不会因小错而忽略。②求真务实,以实际操作和检验为标准,不满足于表面,追求真实性。③恪守职业道德,注重职业操守,诚信为本,不断提升自身道德水平。④恒心不倦,工作过程中耐心细致,面对困难不轻言放弃,用毅力和恒心完成工作。总体来说,工匠精神代表一种对工作的高度责任心和追求完美的态度。它强调对细节的重视,求真务实的工作态度,以及不断学习、提高的精神追求,这种精神对任何行业和工作都具有借鉴意义。

二、教学设计与实施过程

(一)思政理念分析

1. 工匠精神对于医务工作者具有很高的重要性。①有利于提高医疗质量和安全水平。工匠精神强调细节管理和操作准确性,这对医疗工作来说尤为重要,可以减少医疗事故的发生。②有利于建立医患信任关系。医务工作者注重细节和完美,能够让患者感受到他们的责任心,这将增强医患之间的信任。③有利于提高医务工作者的职业素养。工匠精神要求不断学习和完善自己,这将促使医务人员提高专业技能和临床水平。④有助于推进医疗技术进步。工匠精神追求完美,这将激发医务人员在技术和手段上不断创新和改进的动机。⑤有助于缓解医疗资源紧张情况。工匠精神注重效率和节约,这将助力医疗资源的高效配置和利用。⑥有利于增强医务人员的职业自豪感。工匠精神强调职业操守和责任感,这将提升医务人员的工作满意度。⑦有利于树立医疗服务质量的良好形象。工匠精神代表着高质量的服务理念,这将提升大众对医疗机构的信任度。总之,工匠精神对提高医疗质量和水平具有重要意义,也有利于建立良好的医疗环境。

2. 在课堂上引出河南中医药大学儿科医学院以丁樱、任献青、马丙祥、翟文生等为代表的劳动楷模,结合儿童对于祖国的特殊意义,以工匠精神来引导学生,鼓励学生以担当精神实现人生价值。

(二)教学方法

1. 引入案例 通过介绍袁隆平的生平,分析其对中国粮食供应的巨大贡献,从案例出发讲解工匠精神的具体内涵,引导学生进入案例情境。

2. 课堂讨论 组织课堂讨论,当时袁隆平处于粮食供应不足的年代,他用工匠精神不断探索,解决了 14 亿人口的粮食问题。以此引导学生思考处于和平年代的我们如何发挥工匠精神,为国家的发展贡献自己的一份力量,激发学生主动学习探索能力。

3.总结提升 在课堂讨论的基础上,教师进行总结和点评,引导学生正确把握积滞各个时期的症状,使学生明白不能讳疾忌医,更不能过度诊疗,强调医德教育,同时也要继承和发扬工匠精神。

三、教学效果

(一)教学目标达成度

注重思政目标与知识目标的有机结合,一方面使学生看到了积滞对儿童的危害性,另一方面通过思政案例映射出工匠精神对中医儿科人的重要性,提高了学生获取知识的兴趣,降低了学生对知识要点的记忆难度。

鼓励学生从思政案例中思考,用问题引导学生的学习热情,增加课堂的趣味性及互动性,拉近课本知识与生活的距离。

(二)案例反思

工匠精神代表一种对工作的高度责任心和追求完美的态度。它强调对细节的重视,求真务实的工作态度,以及不断学习、提高的精神追求。这种精神对任何行业和工作都具有借鉴意义,对于医务工作者更是如此。因此,要让学生真正理解工匠精神的深刻内涵,保持初心,在今后的工作中发挥光和热。

(三)学生反馈

在课堂中穿插故事,一方面在大量的信息输出中给学生缓和的节奏,另一方面活跃课堂,增加互动,提高学生学习兴趣,使其对积滞可能造成的损伤有较深刻的认识,对积滞患者的遭遇给予深刻的同情,更加清楚作为医生的责任和重要性。

第五节 疳 证

一、案例

(一)案例介绍

疳证是小儿时期,尤其是 1～5 岁幼儿的一种常见病症,是指由于喂养不当、饮食不节或由多种疾病的影响,使脾胃受损而导致的全身虚弱、消瘦面黄、发枯等慢性病症。近些年随着我国经济的发展以及扶贫政策、母乳喂养促进行动计划的实施,百姓的生活水平明显好转,疳证的发病率已大大降低。

◆ **案例 1 社会经济的发展使疳证的重症发病率显著下降**

4 岁的乐乐最近两个月来东西吃得越来越少,还得哄着吃,原来胖乎乎的脸消瘦了许多,体重也下降了,且腹胀、大便干结。形体日渐消瘦,食欲不振,总是喜欢吮吮手指,动不动就发脾气。乐乐妈妈带孩子出去玩,别人总是问:"孩子怎么这么瘦,是不是有疳证呀?"于是乐乐妈妈立即带孩子去当地医院找了一位有名的中医就诊,只见医生把了把脉,看了看孩子舌头,说孩子舌苔厚腻,脉滑数,正是患了"小儿疳证",从中医辨证来讲,属于积滞伤脾。乐乐妈妈似懂非懂,于是医生解释道,"疳证是损害小儿健康的一种慢性消化营养紊乱症,临床表现为体形消瘦、饮食异常、面黄发枯、精神萎靡、睡眠不安、大便不调、爱食手指等,好发于 1～5 岁儿童,其症状类似于西医学中的营养不良和慢性消化不良。近年来,随着社会经济的发展以及国家扶贫政策的支持,老百姓的生活水平大大提高,疳证的发病率已显著下降,临床上以轻症居多,重症少见。乐乐的情况目前并没有进展为疳证后期脾胃虚弱、津液消亡、气血两败,如果及时治疗的话,预后还是很好的"。最后医生运用穴位(中脘、神阙、天枢、脾俞)贴敷联合针刺四缝穴治疗,疗程 3 周,同时嘱乐乐妈妈合理喂养。经治疗,乐乐食量明显增加,体重由原来的 12 千克增至了13.5 千克,身高增长 2 厘米。4 个月后随访,乐乐精神可,面色红润,饮食如常,睡眠可,大小便正常,疳证的治疗取得了显著效果。

在 2021 年庆祝中国共产党成立 100 周年大会上,习近平总书记向全世界庄严宣告,在中华大地上全面建成小康社会。从经济发展来看,中国已经成为世界上第二大经济体,人均国内生产总值也已经超过 1 万美元,基本实现了全面建成小康社会的经济指标。同时,中国还在加大对乡村和贫困地区的扶持力度,努力消除贫困现象,提高弱势群体的生活水平。加之 2021 年国家卫健委等多部门联合印发母乳喂养促进行动计划(2021—2025 年),我国小儿疳证的发病率已大大降低,临床疳证重症更是少见。

◆ 案例2 为了减轻其他治疗疳证药物的不良反应,努力发挥中医药特色

疳证为儿科常见的脾系疾病,是古代儿科四大要证(痧、痘、惊、疳)之一。西医治疗小儿疳证有补充微量元素,使用促进消化药物等方法,但均有一定的局限性。而中医中药针对疳证患儿辨证论治,可改善患儿的体质,往往疗效显著,并且不易反弹。临床主要适用于小儿积滞、疳证、厌食等症。传统的中医外治法,儿童和家长们接受度高,疗效显著,广受好评。穴位贴敷是一种安全可靠、简便易行的疗法,一般无危险性和不良反应,是用中药制成的药饼贴敷在相关穴位上,通过对相关穴位的刺激与调节,达到治疗疾病的目的。其作用原理为药物持续刺激腧穴,被吸收入经络,调节经络气血,从而促进胃蠕动及胃酸分泌,发挥胃降逆、宽胸理气的功效。症状不同,所需的药物和穴位亦不同。经皮肤吸收的药物极少通过肝脏,亦不经过消化道,一方面可避免肝脏及各种消化酶、消化液对药物成分的分解破坏,保留更多的有效成分;另一方面也避免了药物对胃肠道的刺激,因而患儿耐受性较好。穴位敷贴可弥补内服中药的不足,正所谓"可与内治并行,而能补内治之不及"。针刺四缝疗法是通过点刺四缝穴治疗小儿疳证的有效方法。该法针对性很强,仅适用于儿科,其他各科很少应用。针刺四缝疗法又称为"挑疳积法",是用三棱针(或其他钢针)选准特定部位和穴位(四缝穴),挑破皮层取出皮下脂肪,用以治疗小儿疳证的一种外治方法。该法最早见于《针灸大成》,在其他中医学典籍中记载甚少,但却以方法简便、疗效显著而广为流传。四缝穴为经外奇穴,位于第 2 至第 5 指掌面,第 1、2 节横纹中央。中医学认为,刺激四缝穴具有调节阴阳平衡、健脾行气等作用。针刺四缝

穴后,从胃肠道钡餐造影可以看出,患儿胃肠运动功能明显改善。

（二）案例所反映的知识内容

1. 疳证的概述　疳证是由喂养不当或多种疾病影响,使脾胃受损、气液耗伤而形成的一种慢性病症。临床以体形消瘦,面色无华,毛发干枯,精神萎靡或烦躁,饮食异常,大便不调为特征。本病发病无明显季节性,贫困地区发病率较高。各种年龄均可罹患,临床以5岁以下小儿为多见。因其起病缓慢,病程迁延,病情顽固复杂,易出现兼证,甚至导致阴竭阳脱而危及生命,被古人视为"恶候",列为儿科四大要证之一。新中国成立后,随着生活水平的提高和医疗条件的改善,本病的发病率已明显下降,特别是重症患儿显著减少。本病经积极治疗,一般预后良好,大多可以治愈,仅少数重症或有严重兼证者,预后较差。西医学认为本病是一种慢性营养缺乏症,是由长期营养素摄入不足,消化吸收功能障碍,急、慢性疾病的影响,消耗过大等因素造成的蛋白质-能量营养不良。表现为进行性消瘦,皮下脂肪减少,生长发育迟缓或停滞,皮下水肿,各系统器官的功能低下,常并发营养性贫血、佝偻病、多种维生素缺乏、各种感染等。近年来,中医学对小儿疳证的认识不断深入,治疗方法日益丰富,对疳证的药效学及机制研究表明,疳证患儿与脾虚有关,存在胃肠道分泌、吸收和运动功能障碍,免疫功能低下,微量元素缺乏等,调理脾胃的中药通过改善上述环节可对小儿疳证有较好的治疗效果。

2. 由疾病特点可能产生的思政要素　小儿疳证的治疗重在调节脾胃功能,扶助运化。中医临床有多种方法可治疗该病,其中穴位贴敷联合针刺四缝穴治疗小儿疳证简便有效,安全可靠,且不良反应少,易被患儿及家长接受。从本层面来说,思政的点就是根据良医不废外治的原则,中医内治常与包括小儿推拿、穴位贴敷等在内的诸多外治疗法有机结合,以达到事半功倍的治疗效果。通过对治疗方案的学习,提高了中医专业学生对中医儿科学的专业认同,增强了中医治病的信心。

二、教学设计与实施过程

（一）思政理念分析

1. 通过中医外治在儿科中的广泛应用,提高学生的专业认同感。中医外治法源远流长,可以从多方面促进治疗,是中医治疗的重要组成部分。中医外治法以调节阴阳为目的,可以有效补阴阳、疏经活血,对某些症状,如疼痛有一定的效果。使用方法简单且操作性强,相对安全可控,如浸浴、贴膜等方法适用于家庭自我保健。作为中医治疗的辅助方法,可以增强中药的疗效,缩短治疗周期,并且有利于预防疾病和促进身体健康。所以总体来说,中医外治法在疏通经络、调节阴阳、活血解毒等方面起着重要的辅助治疗作用,应扩展中医传统治疗方法在中医儿科中的应用。

2. 建立课程及专业认同感。通过相关知识的学习,引导学生更深切地体会到"健康所系,性命相托",能够从疳证的学习过程中找到前进的动力和正确的方向,形成对于本课程较强的认同感,建立学习中医儿科学的自信心态,从而调动自主学习兴趣与动力,提升专业认同感。

（二）教学方法

1. 演示讲授法　通过描述各种不同的中医外治方法,讲述中国传统治疗方法的有关知识以及不同方法在疾病中的应用,学生进一步增加了知识储备,提高了中医自信。

2.总结归纳法　一方面,我们要给予中医外治一定的认可,但也强调需要进一步研究其临床应用效果来充分验证和规范其在临床上的应用。同时,通过对不同疾病的外治方法介绍,总结出要"医不费外治"的宗旨。

三、教学效果

(一)教学目标达成度

该思政案例设计能够达成教学目标。通过引入案例、课堂讨论、总结提升和课后巩固等环节,学生能够深入理解疳证这类儿童常见疾病的诊治要点,掌握中医常用治疗方法,同时培养了学生的临床思维能力,认识到做好疳证的预防和保健,才能获得更好远期疗效。同时中医药有多种治疗疳证的特色辨证口服药、外治疗法及中医特色手术方式,学生在学习中医同时要认可中医,学会运用中医。

(二)案例反思

本次思政案例的设计和实施过程中,有一些方面值得反思和改进。首先,案例治疗方法的讲解不够完善:在讲解治疗相关内容时,再度回到单纯课本内容,需要做好串联引导,激发学生学习兴趣,需要借助学生学习积极性来促进知识的学习与掌握。其次,课堂讨论情况不易掌握:在课堂讨论环节,讨论在有一定知识储备或相关疑问的情况下更容易进行,不同学生学习情况不同,讨论过于热烈不容易控制时间,冷场又导致直接变成讲述模式。

(三)学生反馈

本次思政案例教学受到了学生的热烈欢迎。学生表示,通过引入案例和课堂讨论的方式能够更好地理解疳证中医外治的诊治要点,同时培养了自身临床思维能力和防治结合精神。在案例中,小小一个疳证可能会影响患儿终生,并出现全身症状,也给学生留下了深刻印象。学生普遍认为,这种思政案例教学方式比传统的讲授式教学更加生动有趣,能够更好地激发他们的学习兴趣,更牢固地掌握知识目标。

第六节　缺铁性贫血

一、案例

(一)案例介绍

缺铁性贫血是一种由于体内铁储存不能满足正常红细胞生成需要而引发的贫血,中医理论多归属于"血虚""萎黄"等范畴,认为其病因多由饮食失调、脾胃虚弱、长期失血或劳累过度所致。治疗时,中医强调整体调理,不仅注重直接补铁,更重视调节脏腑功能,促进气血生化之源。

◆ 案例　国家儿童保健工作的开展让缺铁性贫血发生率大大降低

乐乐今年9个月了,爸爸妈妈平时工作很忙,照顾她的责任自然就落到了爷爷奶奶身上,爷爷奶奶平时对乐乐疼爱有加,关心备至。最近他们突然发现乐乐精神不太好,不爱活动,还动不动就烦躁、哭闹,吃饭也不如之前香了,他们跟同小区的其他家长们交流,以为是缺钙,就开始给孩子补钙,然而发现症状并没有缓解。他们忍不住就开始问孩子的爸妈到底是咋回事,用不用带孩子去医院看看,终于引起了爸爸妈妈的重视,于是他们专门请假一天带孩子来到医院儿科门诊。好不容易挂上了号,门诊医生随口问了一句,你们这有点像是缺铁呀,之前做过血常规吗,把你们的儿保本拿来我看看。爸爸妈妈爷爷奶奶几个人面面相觑:"没做过血常规啊,什么是儿保本呀,我们咋都没见过?"

医生大惊,说你们家孩子出生后从来没做过检查吗?爷爷奶奶一听,疑惑地说:"需要做啥检查啊,我们之前带孩子时啥检查都没做过,孩子不也是好好的,只要吃饱了孩子能有啥问题。"医生无奈地摇摇头说:"现在国家对儿童保健非常重视,出台了很多好的政策,在出生后1个月、3个月、6个月、1岁等很多关键的节点都要做生长发育评估,是否缺钙、缺铁等检查,很多检查甚至都是免费的呢,很多儿保室就设在社区医院打疫苗的隔壁,你们都没注意过呀,正是因为咱国家儿保做得越来越好,把很多问题都提前发现了!像你们家孩子,如果按期体检的话,也不会拖到现在有症状才发现呀!"乐乐的爸爸妈妈一听,惭愧地低下了头,责怪自己平时都太忙于工作了,完全忽视了孩子的健康。他们遵照医嘱做了一些常规检查,发现孩子确实存在缺铁性贫血,拿了药回去,3个月后乐乐的症状有了明显的改善,他们都在后悔要是早知道儿保政策就好了,好在现在乐乐逐渐恢复了,否则多遗憾啊!

2010—2019年关于我国0~3岁的79 736例婴幼儿缺铁性贫血患病情况的一项系统评价研究显示,总体贫血发生率为25.1%;年龄越大,患病率越低;农村患病率高于城市;西北地区患病率最高;近几年因为儿保的重视使得患病率有所下降。

(二)案例所反映的知识内容

1. 缺铁性贫血的概述　缺铁性贫血又名小细胞低色素性贫血,是小儿贫血中最常见的一种类型,由于体内储存铁缺乏,使血红蛋白合成减少所致,多见于6个月~3岁的婴幼儿。其主要临床表现为皮肤黏膜苍白或苍黄、倦怠乏力、食欲不振、烦躁不安等。轻中度贫血一般预后良好,重度贫血或长期不愈者不仅影响自身的生长发育,而且会导致机体免疫力下降,更易罹患感染性疾病。本病属于中医学"血虚""萎黄""虚劳""黄肿病"等证范畴。早在《内经》时期,古人即对本病与脾胃的关系有所认识,中医对本病的认识主要为心肝脾肾脏腑功能受损。血液是维持人体生命活动的重要物质,其生化与脾肾心肝功能密切相关。脾胃为后天之本,气血生化之源;心主血,既行血以维持全身各脏腑的正常功能活动,又参与血的生成。故脾肾心肝功能正常,则血液化生充盈,皮肉筋骨、五脏六腑得以濡养。若先天禀赋不足,后天喂养不当或罹患他病而损伤上述脏腑功能,影响血液化生时,则可导致本病的发生。现代研究证实,健运脾胃法可改善胃肠消化功能,增加消化液的分泌和消化酶的活性,提高胃肠平滑肌的蠕动能力,也可提高胃肠黏膜对营养物质和铁剂的吸收。

2.由疾病特点可能产生的思政要素　儿童保健工作是卫生工作的重要组成部分,属于公共卫生范畴。为规范儿童保健服务,提高儿童健康水平,依据《中华人民共和国母婴保健法》及其实施办法等相关法律法规,国家组织有关单位和专家制定了《全国儿童保健工作规范(试行)》。本规范所涉及的儿童保健对象为0～6岁儿童。根据不同年龄儿童生理和心理发育特点,提供基本保健服务,包括出生缺陷筛查与管理(包括新生儿疾病筛查)、生长发育监测、喂养与营养指导、早期综合发展、心理行为发育评估与指导、免疫规划、常见疾病防治、健康安全保护、健康教育与健康促进等。儿童保健管理包括散居儿童保健管理和学龄前集体儿童卫生保健管理。其中贫血的预防和筛查是儿童保健工作的重要组成部分,反映了人民至上的思政内容。

二、教学设计与实施过程

(一)思政理念分析

1.国家重视儿童保健工作的思政点如下。①体现了人民第一的思想。保护和促进0～6岁儿童身心健康成长,是国家应尽的责任,也是保障人民幸福安康的重要内容。②体现了全面建设小康社会的战略布局。良好的儿童保健是小康社会的重要标志,也是实现小康目标的重要基础。③体现了人人平等的思想。无论居住形式,所有0～6岁儿童都应享有基本的保健服务。④体现了科学发展的思想。根据儿童不同年龄阶段的特点,科学设计保健内容和管理模式。⑤体现了全面促进人的全面发展的思想。保健不仅关注身体,也重视心理和全面发展。⑥体现了预防为主的理念。注重儿童各种疾病的筛查、监测和防治工作。⑦体现了政府主导的作用。政府负责统筹规划,保障儿童保健工作的有效开展。总之,国家重视儿童保健工作体现了党的一系列以人民为中心的基本理念。

2.以人为本。设置模拟临床场景,让学生切身体会到如何关爱病人,培养其高尚医德;融入"友善""平等"的社会主义核心价值观,增强医学生未来从事医学工作的职业信心和医德情感。整个教学环节中,时刻强调以"见彼苦恼,若己有之"的"大慈恻隐"之心关注病患,让"救死扶伤为己任"的医者情怀引导学生在从业之路上不忘初心、牢记使命,执着前行,将社会主义核心价值观融入课堂。

(二)教学方法

1.课前探究　培养学生的团队协作能力和自主探究能力。课前教师可以安排学生先进行文献查阅和整理,了解缺铁性贫血的基本概念。教师可以引导学生深入探究缺铁性贫血的命名和释义。在这个过程中,教师可以安排学生组织讨论,鼓励学生发表自己的理解和观点,提高学生比较分析和归纳演绎的能力。

2.课堂讲授　通过案例导入和多媒体教学,帮助学生进一步理解缺铁性贫血的定义,教师围绕经典文献讲解缺铁性贫血的临床表现、诊断和治疗方法等知识内容。授课过程可以围绕中医经典文献并结合西医学对该病的认识进行讨论,培养学生中西医结合治疗的思维模式,了解中医辨证论治这一治疗疾病的基本原则。

3.讨论法　通过对比中医与西医的内容,讨论中医与西医对缺铁性贫血的认识有何共同之处,又存在哪些差异,两者在认识和治疗中各有何优势及不足之处,如何将两者优势互补从而更好地服务患者。

三、教学效果

(一)教学目标达成度

从实际的教学效果来看,该思政案例实现了预期教学目标。通过课前学习、联系前后不同章节内容和课中交流讨论,发现学生对缺铁性贫血的定义、病因掌握情况较好,并能对枯燥的缺铁性贫血的分类有一定认识,了解不同类型和程度的缺铁性贫血的治疗方法迥异,这一点体现出医学生应有的严谨治学精神。该思政案例的教学目标达成度较高,学生的知识掌握、能力提升和素质培养情况都比较好。通过多种教学方法的组合和应用,保证本教学思政案例顺利完成。

(二)案例反思

虽然本案例的教学效果较好,但仍有一些不足之处。如在教学过程中,我们发现部分学生在课堂讨论过程中表现出较强的依赖性,需要进一步引导他们独立思考和分析问题。为了进一步提高教学效果,我们可以将此案例与其他相关案例进行对比分析,如不同类型贫血采用不同治疗方案的成功救治案例等。通过对比分析,学生可以更加全面地了解缺铁性贫血的处理方法及其适应证,提高学生的临床决策能力。同时,这种对比分析也有助于培养学生的批判性思维,使他们能够在实际工作中根据患者病情灵活选择最佳的救治方案。在今后的教学工作中,我们会继续改进教学方法,提高教学质量,培养更多优秀的医学人才。

(三)学生反馈

学生对本思政案例的教学设计很感兴趣,认为本案依托热点疾病,在胃肠道疾病中也是很受关注的疾病。学生通过案例学习,明白错过早期治疗,在后期治疗中要面对更多付出但更差的预后;缺铁性贫血早期及时治疗既操作简单,又没有恢复期风险,同时对生活质量无任何影响。通过课前学习了解疾病发展过程,学生自行拓展内容,了解了关于本疾病更多知识内容,弥补了中医儿科学在缺铁性贫血讲解中中医知识内容偏少的不足。学生反馈探究式学习的方式使自己就像一个临床医生,提前感受了临床医生的思考方式,调动了自身的学习积极性。

第四章 心肝系疾病

小儿心肝系疾病通常指神经系统疾病。本类病证中多数应用中医药治疗后有较好的疗效，也有一些病种目前较难治疗，需要研究更为有效的中医或中西医结合疗法。心肝系疾病包括注意缺陷多动障碍、抽动障碍、惊风、痫病等。

本类病证中多数应用中医药疗效显著，中医外治法如针刺、推拿、耳穴等疗法均有较好成效，而中药内服汤剂对于疾病的各个阶段有着明确的辨证诊疗方案，故在心肝系疾病的治疗上中医药发挥了重要价值，取得了巨大的成就。只有充分认识中医的发展历程，方能坚定中医文化自信，培养中医思维和中医觉悟。

一、教学目标

1. 知识目标 掌握心肝系疾病的中西医诊断及治疗。
2. 能力目标 了解心肝系疾病的中西医鉴别诊断，进行中医辨证论治。
3. 思政目标 融入政治认同、家国情怀、科学精神、法治意识、传统文化、个人素养等内容。

二、相关知识板块的思政元素分析

1. 家国情怀、尊师重道 帮助学生领略中医辨证论治心肝系疾病的独特魅力，坚定文化信仰，尊师重道，继承和发扬中医药文化。

2. 科学精神、个人素养 通过温习中医古代经典古籍，领悟古代医家严谨治学的科学精神，感受传统文化魅力，提高个人素养，提升职业道德修养。

3. 政治认同、法治意识 学习中医儿科对科普心肝系疾病的作用，了解党和国家为了发展和传承好中医药所制定一系列法律法规，确立高度的政治认同，增强法治意识，提升凝聚力，做政治素质过硬、专业技术精湛的中医药传承人。

第一节 注意缺陷多动障碍

一、案例

（一）案例介绍

注意缺陷多动障碍即我们常说的多动症,随着教育水平的提高,多动症逐渐引起家长和老师的注意。很多家长无法区分孩子性格好动和多动症的表现,在临床上容易失治、误治,严重影响学龄期儿童的学习能力和心理健康。

◆ **案例1 国家扶贫政策和医保改革让注意缺陷多动障碍的孩子看得起病**

小明今年10岁了,上小学五年级,即将面临小升初的关键阶段,但是最近一年来,老师经常向家长反映小明上课小动作多,容易走神,作业完成情况不佳,他的学习成绩也远远落后于班级里的其他同学,小明开始变得不够自信,一直郁郁寡欢。家长带孩子来到上级医院就诊,确诊小明是注意缺陷多动障碍,但治疗不仅需要长期服用药物,还要进行综合康复治疗,小明的父母都是务工人员,家庭经济困难,高昂的治疗费用和处于教育关键期的孩子让他们陷入两难。但好在国家有了扶贫政策,村里像他们这样困难的家庭,政府给了一部分救济,逢年过节村里还会给他们家送来米面油等生活用品。医保政策更是有了很大的变化,我国逐渐建立起覆盖全民、城乡统筹、可持续的多层次医疗保障体系。新的医保政策更好地保障了人民健康。医保改革之后在乡镇卫生院治疗可以报销90%以上,如果病情严重需要到省级医院住院,经过正常的转诊也可以报销一半的费用。除了住院报销,小明可以申请国家慢病医保,平时门诊复查的检查和取药的费用也可以报销一部分。医保政策让小明一家人的经济负担有了很大程度的减轻,避免了他们家因病致贫、因病返贫。

◆ **案例2 为了减少精神类药物的不良反应,努力发挥中医药特色**

在注意缺陷多动障碍的治疗中,中枢兴奋类药物因起效快、疗效好,一直是治疗的一线用药,但由于其潜在的风险(如失眠、厌食、双相情感障碍、心血管疾病以及较高的滥用风险和严重的心理或身体依赖等)或不可耐受性而限制其使用。中医专家总结了患儿的临床特点进行系统性的辨证用方,以中西医结合的思路进行注意缺陷多动障碍的治疗。大量相关研究证明中药制剂对注意缺陷多动障碍疗效确切,在改善核心症状,降低不良反应方面有明确优势。目前我国专用于治疗注意缺陷多动障碍的中药制剂主要有静灵口服液、精苓口服液、小儿智力糖浆、小儿黄龙颗粒、多动宁胶囊等。中医药是中华民族的伟大宝库,其经过了千百年来的临床实践,是我们面对难治性疾病探索的突破口。随着科学的不断发展,我们应以中医理论及临床实践为基础,运用现代医学先进的研究方法,对中医药进行深入的挖掘及科学研究,让中医药走向世界,为世界儿童健康服务。

（二）案例所反映的知识内容

1.注意缺陷多动障碍的概述　注意缺陷多动障碍(attention deficit hyperactivity

disorder,ADHD)又称儿童多动症,指发生于儿童时期,与同龄儿童相比,以明显注意集中困难、注意持续时间短暂、活动过度或冲动为主要特征的一组综合征。多动症是在儿童中较为常见的一种障碍,其患病率一般为3%~5%,男女比例为4∶1。ADHD患者往往表现出读写困难、发展性协调困难甚至自闭等症状,严重者还伴有睡眠障碍、抑郁症、抽搐等问题。患者如果得不到及时的诊断和治疗,病情逐渐加重,不仅会影响自身学习生活,而且还会给家庭、学校和社会带来沉重的负担。目前国际上普遍认为ADHD是由于大脑内多巴胺分泌失常所致,但机制未明。同时,临床上发现多数ADHD患者的生物节律失调,然而生物钟对ADHD发病的调节机制尚不清楚。目前ADHD的治疗方法主要有药物治疗、心理行为治疗、家庭治疗、脑电生物反馈治疗等,其中药物治疗是首选。研究认为,药物治疗为主,同时结合心理行为治疗、家庭治疗或脑电生物反馈治疗是最好的策略。

2. 由疾病特点可能产生的思政要素　①我国人口基数大,ADHD发病例数较多,该病是最常见的儿童神经发育障碍性疾病,严重困扰着儿童学业及生活,给家庭及社会带来了沉重的负担。从这个层面出发有两个方面容易结合思政内容。一是国家的医保政策全面覆盖,可以在患儿就诊时报销更多的费用,避免了因病致贫、因病返贫。二是国家的扶贫政策在一定程度上给予了患儿家庭一些照顾。②本病的治疗需结合药物治疗、心理治疗和综合治疗,临床上主要使用的药物为中枢兴奋剂和中枢去甲肾上腺素调节药物、抗抑郁类药物等。中枢兴奋类药物因起效快、疗效好,一直是治疗ADHD的一线用药,但由于其潜在的风险(如失眠、厌食、双相情感障碍、心血管疾病以及较高的滥用风险和严重的心理或身体依赖等)或不可耐受性而限制其使用,为了避免这些情况,医生不断地学习,探索新的治疗方案以减少精神类药物的使用,尤其是中医中药在治疗ADHD中的作用。中西医结合的治疗使患儿出现更少的不良反应,能有效改善症状。从本层面来说,思政的点就是医生为了患儿的健康不断地探索,攻克难题,运用中医中药来减轻西医治疗的不良反应。

二、教学设计与实施过程

(一)思政理念分析

1. 本案例突出了在治疗ADHD过程中家长能否对疾病有正确的认识,治病过程中使用药物和心理行为治疗患儿能否有良好的依从性以及减少精神类药物的不良反应。帮助学生在掌握ADHD诊断及治疗的知识之余,了解儿童患病后产生的家庭负担及心理变化,帮助学生理解国家扶贫政策及医保政策的初心,并且了解现代医学中中医的独特作用,领略中医药的魅力,坚定文化信仰。

2. 通过温习中医古代经典古籍,学生领悟了古代医家的科学精神,感受到传统文化魅力,提高了个人素养和职业道德修养。

3. 了解政府为人民服务的初心和不断制定相应的政策解决问题,展示党和国家为了医保全覆盖所制定一系列政策,使学生确立高度的政治认同,提升凝聚力,力争做政治素质过硬、专业技术精湛的中医药传承人。

(二)教学方法

1. 讨论式　课堂组织学生讨论,探讨ADHD患儿与好动性格儿童如何区别,ADHD

患儿有哪些治疗方法,分别有哪些优缺点;鼓励学生发表自己的见解,提高分析、处理问题的能力,实现能力目标。

2. 网络搜索法　网络搜索此类相关疾病的患儿容易共患哪些疾病,产生什么样的后果及社会危害,如影响个人学业、家庭和谐、社会安定等,从而认识到治疗该病是儿科医务工作者的重要使命和责任,要积极推进科普宣传,促进人民群众对于该病的认识,能够做到早发现、早治疗,减轻病情的严重程度,激发医学生对于职业的使命感和社会责任感。

三、教学效果

(一)教学目标达成度

本案例的教学目标达成度较高。学生通过学习ADHD及思政案例,对疾病产生的家庭及社会影响有了进一步的了解。学生通过网络搜索检索国家相关政策,通过讨论治疗疾病过程中中医药的优势,领略中医的独特魅力和价值,坚定文化信仰。同时,学生通过讨论和归纳总结,提高分析、处理问题的能力,实现知识目标和能力目标。最后,通过学习党和政府制定的医保方针政策,培养学生爱国拥党、强化政治信念,树立继承和发展中医药事业的坚定信念,实现育人目标。

(二)案例反思

本案例在教学过程中也存在一些不足之处,需要进行反思和改进。首先,由于社会对本病的认识水平有限,临床上就诊率明显低于发病率,学生对ADHD的理论知识了解尚不够深入,重点未能突出,关于诊断及临床表现要点的掌握需要加强。由于学生基础知识的薄弱,对扩展出的医保政策优势及中医药减少西药不良反应的认同感相对减弱。因此,需要更加注重培养学生的创新思维能力和自主学习能力,鼓励学生提出自己的观点和见解,允许批判和质疑,培养学生独立思考的能力。

(三)学生反馈

通过学习这个案例,学生更加深入地了解了中医大家在中医事业的发展过程中所做的贡献,感受到了医家追求真理、服务人民的精神,更加坚定了继承和发展中医药事业的信念,同时也更加深入地思考了中医药在现代社会中的发展和应用,坚定了理想信念,对于自身未来的学习和职业发展有很大的启示。

第二节　惊　风

一、案例

(一)案例介绍

惊风对小儿来说并不罕见,好发于1~5岁儿童,可见于多种疾病。西医治疗以控制惊厥发作为主要目标,在惊风的急性发作中,中医外治疗法操作简便、安全性高、疗效较好,可尽快控制患儿病情,减轻临床症状,延缓病情,降低对患儿的伤害。

◆ **案例1 发挥中医特色,推拿法急救**

小李2岁,家长工作较忙,平常由爷爷奶奶照顾。近几日季节变化,小李出现了发热,爷爷奶奶未重视,服退热药后哭闹不止,持续高热,突然四肢抽搐,呼叫无反应,因父母工作未归,爷爷奶奶不知如何处理,家里距离医院较远,无奈到附近中医诊所请求帮助,值班医生对患儿进行推拿,几分钟后患儿清醒。根据患儿临床表现不同,中医推拿法具体操作途径如下。①闭厥不醒、牙关紧闭、两目上窜,或者侧视、四肢抽搐不止,要先用开窍醒神镇惊的方法。取穴:人中、百会、内劳宫、百虫、承山。选取一二六,用重掐手法,以惊停得哭,意识清醒为度。一般一次即能奏效,如还不能达到此目的,可增加穴位或重复再掐。②随证调治是继开窍醒神之后运用的推拿疗法。治疗方法:运天庭,推上攒竹,分推坎宫,运二太阳,掐揉中指巅,揉合谷,分阴阳,掐揉五指节各30~40遍,揉内劳宫,运八卦,推肺经、三关,通六腑,清天河水各100~300遍。如腹部胀满,二便不通者,加运中脘100次,天枢120次;口噤不开加运颊车100次。③汗解法:上述两步推拿做完后,如还不能得汗,发热不退,须用汗解法。取穴少商、中冲、商阳、合谷,先用重掐法各数次,再取太阳、风池,用掐揉并进,须至大哭得汗,如能得涕泪俱现则效果更佳。

◆ **案例2 为了减少惊风并发症、合并症,应向家长普及惊风护理要点,利于患儿康复**

小亮3岁,家中独子,上一年惊风发作4次,每次发作时及时到医院对症处理,仍多次发作,且家长担心多次发作对患儿影响较大,故到医院进行详细检查,未发现异常,住院期间发作一次,主管大夫发现由于家属较多,关心则乱,护理不当,且家长担心患儿身体,多给患儿服用滋补汤,穿衣过多。详细交代注意事项后,患儿复发次数减少。故惊风的护理至关重要,需要加强普及,引起家长重视,具体如下。①防窒息,使患儿侧卧、解开衣领、保持环境安静,防止舌体咬伤,可用纱布包压舌板放在上、下齿之间。保持呼吸道通畅,及时清除口鼻腔分泌物,口唇发绀者给予吸氧,呼吸停止者行人工呼吸、心脏按压等。②在持续抽搐之际,勿强行把住患儿手足,否则筋脉不舒,易引起肢体瘫痪或骨折等。③牙关紧闭者可用乌梅肉频繁擦牙龈以松牙关。④高热患者表邪未解时可给予温水擦浴,避免吹风,勿用冰水冷敷,防止毛孔闭塞,邪无出路。⑤饮食宜以清淡素食为主,高热时以半流质为宜,夏季可给予西瓜汁、番茄汁,冬天可给饮鲜橘水、苹果汁,痰多可服莱菔子汁。⑥住院观察抽搐发作的次数、持续时间,发作前、中、后的情况及患儿山根和指纹变化情况,并做好记录。⑦发作停止后,让患者休息,一切护理治疗工作尽可能集中进行,以免多次扰动患者。

(二)案例所反映的知识内容

1.惊风的概述 惊风分为急惊风和慢惊风两大类。凡起病急暴,八候表现急速强劲,病性属实属阳属热者,为急惊风。而起病缓,病久中虚,八候表现迟缓无力,病性属虚属阴属寒者,为慢惊风。本病属西医学"小儿惊厥"的范畴,好发于1~5岁儿童,可见于多种疾病。其原发疾病有一定的季节特点,如冬春季节常见于感冒、肺炎喘嗽、麻疹、流行性腮腺炎、流行性脑脊膜炎等;盛夏季节好发于流行性乙型脑炎;夏秋季节常见于中毒性细菌性痢疾、秋季腹泻;冬季多见于重症肺炎、低钙血症等。

2.由疾病特点可能产生的思政要素 本病患病率高,易复发,多次发作易合并严重疾病,故面对患者惊风发作,家长可以采取哪些有效措施缓解患儿症状是需要关注的。从这个层面结合思政内容为国家对患儿高发、急发的疾病应加强对该疾病的病因病机、症状、措施的宣传力度,使家长做到早发现、早识别、早干预,为减轻临床症状,缓解患儿痛苦,改善疾病预后做出努力。另一方面,部分中医外治疗法安全、简便、有效的优势值得弘扬,应发挥中医药的独特优势。从本层面来说,思政的点就是医生为了患儿的健康不断探索,中西医发挥各自优势综合治疗。

二、教学设计与实施过程

(一)思政理念分析

1.本病的案例突出了中医在惊风预防、发作、护理方面的优势,帮助学生在掌握惊风诊断及治疗的知识之余,了解可能引起发作的病因及儿童患病的临床表现,并且了解现代医学中医的独特作用,领略中医实用性、简便性的一面,坚定文化信仰。

2.通过温习中医古代经典古籍,学生领悟了古代医家的科学精神,感受了传统文化魅力,提高了个人素养和职业道德修养。

3.了解政府为人民服务的初心,不断制定相应的政策解决问题,展示党和国家为了医疗发展制定了一系列政策,使学生确立高度的政治认同,提升凝聚力,力争做政治素质过硬、专业技术精湛的中医药传承人。

(二)教学方法

1.讨论式 课堂组织学生讨论,探讨哪些疾病可以引起惊风发作,不同类型惊风发作的临床表现,针对这些临床症状如何进行辨证论治,鼓励学生发表自己的见解,提高分析、处理问题的能力,实现能力目标。

2.文献检索法 学生通过文献检索,了解古代惊风发病及治疗情况,认识到在古时由于受社会、医疗条件限制,惊风是造成儿童死亡、影响儿童健康的主要病证之一。新中国成立后,随着国家对于儿童健康的关注,医疗卫生条件的改善,惊风已经得到了有效控制,人们对于该病的病因病机研究也越来越深入,有效控制了疾病危害性,从而激发学生爱国主义情怀。

三、教学效果

(一)教学目标达成度

本案例的教学目标达成度较高。学生通过学习惊风及思政案例,对疾病产生的家庭及社会影响有了进一步的了解。学生通过网络搜索检索国家相关政策,通过讨论治疗疾病过程中中医药的优势和中医药代表人物的事迹,能够深入理解中医对社会的贡献,领略中医的独特魅力和价值,坚定文化信仰。同时,学生通过讨论和归纳总结,提高分析、处理问题的能力,实现知识目标和能力目标。最后,通过学习党和政府制定的医疗方针政策,培养学生爱国拥党、强化政治信念,树立继承和发展中医药事业的坚定信念,实现育人目标。

（二）案例反思

本案例的教学过程中也存在一些不足之处,需要进行反思和改进。首先,本病的预防、护理在教科书中所占篇幅较少,学生在以往学习中未能重点关注,关于该方面内容的掌握需要加强。由于基础知识的薄弱,对扩展出的中医药治疗优势及知识普及必要性的认同感相对减弱。同时需要更加注重培养学生的创新思维能力和自主学习能力,鼓励学生提出自己的观点和见解,允许批判和质疑,培养学生独立思考能力。

（三）学生反馈

通过学习这个案例,学生更加深入地了解了中医大家在中医事业发展过程中所做的贡献,感受到了医家追求真理、服务人民的精神,更加坚定了继承和发展中医药事业的信念,同时也更加深入地思考了中医药在现代社会中的发展和应用,坚定了理想信念,对于自身未来的学习和职业发展有很大的启示。

第三节　癫　痫

一、案例

（一）案例介绍

癫痫对于百姓来讲是少见病,患者经常受到社会歧视,不定期发作使患者难以进行正常的学习工作与生活。而最为重要的是癫痫容易给患者的心理健康带来负面影响,在治疗过程中的花费也会给患者的家庭带来沉重的负担。

◆ 案例 1　国家扶贫政策和医保改革让癫痫患儿能接受长期的康复治疗

小宇今年6岁,9月份刚刚步入校园,成为小学一年级新生,在一次课间休息时,小宇突然晕倒,双目上视,口吐白沫,四肢抽动,几分钟后才醒过来。由于小宇是留守儿童,父母都在很远的城市务工,由爷爷奶奶照顾,回家后他也没有出现其他症状,未能及时就医诊治,但因为上次抽搐的经历,小宇被一些同学孤立和排挤,开始逃避上学。于是,小宇被父母接到了城市。父母起初也并未将小宇的病放在心上,直至小宇在学校再次发作,引发了同学的恐慌和学校的询问,才将此事重视起来。

于是父母带小宇前往大医院就诊,小宇不仅被诊断为继发性癫痫,智力发育也比同龄人更为迟缓,存在抑郁倾向和社交障碍的问题。老师也反映小宇在上课和写作业时注意力难以集中,有许多小动作,难以跟上学校的学习进度。小宇的父母非常担忧,但康复治疗的费用让这个家庭望而却步,幸好主治医生为他们解读了国家最新的医保政策。我国逐渐建成覆盖全民、城乡统筹、可持续的多层次医疗保障体系。新的医保政策更好地保障了人民健康,疾病的康复治疗也被纳入了医保的报销范围。曾经各种康复项目都要花费小宇父母大半个月的工资,医保改革之后可以为他们减轻负担。如果小宇病情加重需要进一步治疗,在乡镇卫生院治疗的话可以报销90%以上,如需要到省级医院住院,经过正常的转诊也可以报销一半的费用。除了门诊报销，小宇也申请了国家慢病医保，平常门诊复查的检查和取药的费用也可以报销一部分。医保政策让小宇一家人的经济负担有了很大程度的减轻，避免了他们家因病致贫、因病返贫。

◆ **案例2 努力发挥中医药特色，改善癫痫伴发抑郁的康复治疗**

长期癫痫反复发作的病人由于疾病本身控制不良及精神压力大，可伴发焦虑、抑郁等一系列的心理问题。有研究显示，癫痫发作控制良好时仍有 10% ~20% 的患者伴发抑郁，控制不良者伴发抑郁的概率可高达 60% ，且这类病人自杀率比一般人高 10 倍。随着国内外对抗癫痫药物研究的日渐重视，治疗方法日渐丰富，大部分癫痫病人的发作得到明显控制，但是伴发的抑郁情绪会影响癫痫病人的日常工作和学习，而且临床多数抗抑郁药物易产生依赖性，导致记忆力减退、呼吸抑制等，癫痫伴发抑郁患者的整体治疗效果并不理想。中医药在癫痫伴发抑郁的治疗方面进行了多年的尝试，取得的成果显著。用中西医结合的方法治疗癫痫伴发抑郁，通过二者的协同作用，弥补了单独治疗存在的缺陷，利用中药的多途径、多靶点治疗减轻了抗癫痫药物及抗抑郁药物所造成的各种不良反应。通过"气街理论"施以针刺，使癫痫患儿通调气机，气血平和，提高生活质量，改善抑郁症状及内分泌功能。对癫痫抑郁患儿在西药治疗基础上对症使用中药治疗方法，并进行饮食、精神、按摩调护与运动指导等具有中医特色的康复护理干预，不仅能够明显减少患者癫痫发作次数、持续时间，而且能够改善患者的不良情绪，帮助患者舒缓压力和情绪障碍，使患者对疾病治愈充满信心。

（二）案例所反映的知识内容

1. 癫痫的概述　癫痫是一种以具有持久性的产生癫痫发作的倾向为特征的慢性脑疾病，可由遗传、代谢、结构、免疫等不同病因导致。癫痫发作是指脑神经元异常过度、同步化放电活动造成的一过性临床症状或体征，其表现取决于同步化放电神经元的放电部位、强度和扩散途径。癫痫发作不能等同于癫痫，前者是一种症状，可见于癫痫患者，也可以见于非癫痫患者的急性脑功能障碍，如病毒性脑炎、各种脑病的急性期等；而后者是一种以癫痫反复发作为主要表现的慢性脑功能障碍性疾病。癫痫是儿童最常见的神经系统疾病，我国癫痫的年发病率约为 35/10 万人口，整体患病率为 3‰ ~ 9‰。其中 60% 的患者起源于小儿时期。长期、频繁或严重的发作会导致进一步的脑损伤，甚至出现持久性神经精神障碍。随着临床、脑电图与病因学诊断水平的不断提高，特别是随着神经影像学、分子遗传学技术、抗癫痫药物以及癫痫外科治疗等治疗技术的不断发展，儿童癫痫的诊断和治疗水平不断提高，总体来讲，大约 70% 的患儿可获完全控制，其中大部分甚至能达到停药后 5 年仍不复发，并能正常生活和学习。

2. 由疾病特点可能产生的思政要素　①儿童期患病使患者智力下降、社会生存能力减退、自杀率增高，不仅给患者和癫痫家庭带来沉重的思想包袱、经济压力和社会负担，还会间接影响社会的和谐发展和全面进步。从这个层面出发有两个方面容易结合思政内容。一是国家的医保政策全面覆盖，可以让患儿家庭就诊报销更多的费用，避免了因病致贫、因病返贫。二是国家的教育与就业扶助给患者提供合适的特殊教育和将来能够使其自食其力的工作岗位。②在本病的治疗中精神类药物的不良反应也十分令人担忧，尤其是一些多次反复的患儿由于长期服用精神类药物,身体产生了明显的变化,如呕吐、嗜睡、抑郁。为了避免这些情况,医生不断地学习,探索新的治疗方案以减少精神类药物的使用。尤其是使用中医中药以及中西医结合的治疗方法使患儿出现更少的不良反应,减少复发的机会。从本层面来说,思政的点就是医生为了患儿的健康不断地探索,攻克难题,运用中医中药来减轻西医中精神类药物的不良反应。

二、教学设计与实施过程

(一)思政理念分析

1.本病的案例突出了在治疗癫痫过程中家长所遇到的最为难过的事。一是病情多次反复给患儿家庭带来的经济负担和心理压力。二是治病过程中家长最为关注的事情,即应用精神类药物带来的不良反应。帮助学生在掌握癫痫诊断及治疗的知识之余,了解儿童患病后产生的家庭负担及心理变化,帮助学生理解国家扶贫政策及医保政策的初心,并且了解现代医学中医的独特作用,领略国医大师的风采,坚定文化信仰。

2.通过温习中医古代经典古籍,领悟古代医家的科学精神,感受传统文化魅力,提高个人素养,提升职业道德修养。

3.了解政府为人民服务的初心,不断制定相应的政策解决问题,展示党和国家为了医保全覆盖所制定一系列政策,使学生确立高度的政治认同,提升凝聚力,力争做政治素质过硬、专业技术精湛的中医药传承人。

(二)教学方法

1.讨论式 课堂组织学生讨论,探讨导致癫痫反复发作的影响因素,精神类药物有哪些不良反应,针对这些不良反应如何进行辨证论治,鼓励学生发表自己的见解,提高分析、处理问题的能力,实现能力目标。

2.问答式 设问:碰到有人抽搐倒地你怎么办?让学生讨论分析抽搐原因,教师引导至癫痫主题,引导学生思考癫痫发作的处理,加深对疾病的了解,同时使学生在问答讨论中进一步增强作为医者治病救人的社会责任感。

三、教学效果

(一)教学目标达成度

本案例的教学目标达成度较高。学生通过学习癫痫及思政案例,在理论知识体系之外对疾病产生的家庭及社会影响有了进一步的了解。通过网络搜索方法检索国家相关政策,通过讨论治疗疾病过程中中医药的优势和中医药代表人物的事迹,能够深入理解中医大家的贡献,领略中医的独特魅力和价值,坚定文化信仰。同时,学生通过讨论和归纳总结,提高分析、处理问题的能力,实现知识目标和能力目标。最后,通过学习党和政府制定的医保方针政策,培养学生爱国拥党、强化政治信念,树立继承和发展中医药事业的坚定信念,实现育人目标。

(二)案例反思

本案例的教学过程中也存在一些不足之处,需要进行反思和改进。首先,本病属于少见病,学生对癫痫的理论知识了解尚不够深入,重点未能突出,关于诊断及临床表现要点的掌握需要加强。因基础知识的薄弱,对扩展出的医保政策优势及中医药减少西药不良反应的认同感相对减弱。因此,需要更加注重培养学生的创新思维能力和自主学习能力,鼓励学生提出自己的观点和见解,允许批判和质疑,培养学生独立思考能力。

(三)学生反馈

通过学习这个案例,学生更加深入地了解了中医大家在发展中医事业过程中所做的贡献,感受到了医家追求真理、服务人民的精神,更加坚定了继承和发展中医药事业的信念。同时也让学生更加深入地思考中医药在现代社会中的发展和应用,坚定理想信念,对于其未来的学习和职业发展有很大的启示。

第四节 抽动障碍

一、案例

(一)案例介绍

抽动障碍对于家长来讲是少见病,很多家长对本病具有偏见,认为这是杂病、怪病,不容易治疗好,治疗过程中使用精神类药物会有比较大的不良反应。而且抽动障碍具有反复性、迁延性的特点,治疗过程中的花费给患儿的家庭带来沉重的负担。

◆ **案例1 正确认识、积极使用医疗手段进行抽动障碍的早期干预**

小强今年8岁,上小学三年级,上学期间他得了一次甲型流感,疾病恢复后小强重返课堂,但开始经常在课堂上挤眉弄眼,有时口中怪叫,老师认为小强调皮捣蛋,故意影响课堂纪律,经过老师的批评教育后这种情况还是时有发生,于是老师将此事告知了家长,希望一起教育。家长向小强了解情况,询问原因,小强解释说自己不是故意的,是眼睛和嗓子有点不舒服,于是家长就带小强来到医院看眼科,滴了一段时间眼药水后小强的症状并没有明显改善,于是父母带着小强辗转来到上级医院的儿科就诊,经过医生的判断和量表评估,小强被确诊为抽动障碍。医生向家长解释了这种疾病可能出现的症状及治疗方案,家长和孩子积极配合治疗,经过中西医结合的治疗方案,一个疗程后小强的症状已经明显减轻。

在抽动障碍疾病的治疗上,家庭环境尤为重要,一方面家长要引起对该疾病的重视,及时就医;另一方面家长不能过分强调甚至打骂孩子以达到控制症状的目的。有学者指出抽动障碍患儿家庭的亲密度、情感表达、娱乐性、组织性都会影响患儿预后。相关文献表明,抽动障碍患儿独特的个性偏差与家庭环节因素间存在关联性,家庭的矛盾性和亲密度是抽动障碍患儿精神质和神经质个性的影响因素之一。此外,家庭环境似乎与抽动症状的加重互为因果,形成恶性循环。抽动障碍患儿的家庭会经历更多的实际困难,也因此承担着更大的社会心理压力。因患儿而导致的这种家庭困难,也会以各种形式投射在抽动障碍患儿自身,造成抽动症状的进一步加重,甚至导致患儿出现更严重的精神心理障碍。因此,积极宣教、正确认识,营造良好的社会环境和家庭环境对该病的预后尤为重要。

◆ 案例2 运用中医治疗手段,努力发挥中医药特色

抽动障碍的病因及发病机制尚无定论,大多数研究均指向皮质–纹状体–丘脑–皮质回路传导异常,主要与神经递质异常、感染与免疫、遗传因素、微量元素及孕产因素相关。目前西医对本病的治疗主要包括教育与行为干预、药物治疗与脑刺激治疗等。但行为疗法并非对所有患者均有效或可行,很大一部分患者需要单独或结合行为疗法进行药物治疗。目前最常使用的药物包括抗精神病药物,如利培酮和硫必利;去甲肾上腺素能药物,如可乐定和胍法新;针对微量元素缺乏的患者也可以适当补充微量元素。但以上药物存在诸多不良反应,如催乳素水平升高、体重增加、低血压、心动过缓,突然停药易出现反跳性高血压等。而无创性脑刺激疗效在个体之间差异很大,深部脑刺激术后并发症较多,包括感染、构音障碍、感觉异常、疲劳、冷漠、嗜睡和躁狂症状等。中医药治疗本病因其效果明确、经济安全、不良反应小等特点逐渐被家长认可。抽动障碍病因主要有外感六淫之毒邪、内有情志所伤、先天禀赋不足和后天环境失养,后天环境因素主要包括饮食损害、紧张的学习氛围、长时间的劳倦、过量看电视或玩游戏等。大多数医家认为此病的病位在肝,同时会影响心、脾等其他脏腑,风邪易生痰邪,痰邪亦可生风邪,两者相互交结,导致肝的功能失调,肝风则生。中医治疗抽动障碍,大多以肝风为核心,从五脏论治,运用中药、针灸、推拿相结合的手段,可达到满意的疗效。

(二)案例所反映的知识内容

1. 抽动障碍的概述 抽动障碍(tic disorder,TD)是一组儿童期发病的神经精神疾病,其特征是重复、突然和不自主的肌肉运动或发声。图雷特综合征(Tourette syndrome,TS)是抽动障碍最严重的形式,其临床表现多种多样,通常与各种精神病理学和/或行为合并症有关,包括注意缺陷多动障碍、强迫症、焦虑、抑郁和睡眠障碍。抽动障碍的症状可以持续到成年,其自愈倾向较低,共患病种类多样,部分患儿表现为难治性,给临床诊断和治疗增加难度。抽动障碍的病因和发病机制目前尚未完全明了,普遍认为该病与遗传、神经递质、感染、免疫和社会心理等因素有着密切关联,病理生理学研究大多指向皮质–纹状体–丘脑–皮质回路的传导异常。现代医学治疗抽动障碍以行为干预和药物为主,中医药治疗本病有一定优势,中医特色外治疗法在临床上也得到了广泛认可。

2. 由疾病特点可能产生的思政要素 抽动障碍是我国儿科临床的常见病之一。本病的总体预后较好,部分患儿经过及时、正确的治疗,其抽动症状会在青春期或成年时完全缓解。但也有不少患儿病情反复,病程迁延,甚至终生不能治愈。这部分患儿的生活质量、职业规划大多受到一定的影响。因此如何改善抽动障碍患儿的预后,成了治疗抽动障碍的关键之一。从这个层面出发有两个方面容易结合思政内容。一是向社会积极宣教,普及抽动障碍发病的早期识别方法,尽早干预。二是充分发挥中医治疗优势,减少和降低西药对儿童神经、精神的负面影响。

二、教学设计与实施过程

(一)思政理念分析

1. 本病的案例突出了在治疗抽动过程中患儿及家长的顾虑。一是病情多次反复给

患儿家庭带来的经济负担和心理压力。二是治病过程中如何减少精神类药物带来的不良反应。帮助学生在掌握抽动障碍诊断及治疗的知识之余,了解儿童患病后产生的家庭负担及心理变化,帮助学生理解国家扶贫政策及医保政策的初心,并且了解中医的独特作用,领略中医药的博大精深,坚定文化信仰。

2.通过温习中医古代经典古籍,领悟古代医家的科学精神,感受传统文化魅力,提高个人素养,提升职业道德修养。

3.了解政府为人民服务的初心,不断制定相应的政策解决问题,展示党和国家为了医保全覆盖所制定一系列政策,使学生确立高度的政治认同,提升凝聚力,力争做政治素质过硬、专业技术精湛的中医药传承人。

(二)教学方法

1.情景式　组织学生课前观看一部关于抽动障碍儿童的主题电影《叫我第一名》,通过观看故事情节进行情景式体验,由故事发展产生共情,感悟抽动障碍患儿的内心世界,思考家庭、社会环境对于该类儿童的影响与可提供支持之处。

2.讨论式　课堂组织学生结合电影观看情况进行讨论,探讨抽动障碍的发病形式、与普通常见病如何鉴别,针对患儿的临床表现进行辨证论治,鼓励学生发表自己的见解,提高分析、处理问题的能力,实现能力目标。

三、教学效果

(一)教学目标达成度

本案例的教学目标达成度较高。学生通过网络搜索方法检索国家相关政策,通过讨论治疗抽动障碍过程中中医药的优势,能够领略中医的独特魅力和价值,坚定文化信仰。同时,学生通过讨论和归纳总结,提高分析、处理问题的能力,实现知识目标和能力目标。最后,通过学习党和政府制定的医保方针政策,培养学生爱国拥党,强化政治信念,树立继承和发展中医药事业的坚定信念,实现育人目标。

(二)案例反思

本案例的教学过程中也存在一些不足之处,需要进行反思和改进。首先,本病属于少见病,学生对抽动障碍的理论知识了解尚不够深入,重点未能突出,关于诊断及临床表现要点的掌握需要加强。因基础知识的薄弱,对扩展出的医保政策优势及中医药减少西药不良反应的认同感相对减弱。需要更加注重培养学生的创新思维能力和自主学习能力,鼓励学生提出自己的观点和见解,允许批判和质疑,培养学生独立思考能力。

(三)学生反馈

通过学习这个案例,学生更加深入地了解了中医药在治疗儿科疑难杂病上的优势,更加坚定了继承和发展中医药事业的信念。同时也让学生更加深入地思考中医药在现代社会中的发展和应用,坚定理想信念,对于其未来的学习和职业发展有很大的启示。

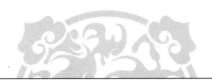

第五章　肾系疾病

小儿肾系疾病包括泌尿系统疾病及生长发育异常一类的疾病。本类病证中多数应用中医药治疗有较好疗效，也有一些病种目前尚较难治，需要研究更为有效的中医或中西医结合疗法。肾系疾病包括急性肾小球肾炎、肾病综合征、淋证、尿频、遗尿、五迟五软及性早熟。

目前中医药治疗肾系统疾病已取得较好的疗效，严重并发症和迁延病例已显著减少，临床治疗肾病综合征的主要药物，即辨证施治方药、激素、免疫抑制剂等，它们各自的适应证及在不同症情、不同阶段如何单用或联用，联用的剂量、疗程如何掌握，怎样能最大限度减轻不良反应等，特别是提高难治性肾病的缓解率，在这些方面，中医药发挥着重要价值，取得了巨大的成就。充分认知中医外科的发展历程方能坚定中医文化自信，培养中医思维和中医觉悟。

一、教学目标

1. 知识目标　掌握中医诊治小儿肾系疾病的方法及中医辨证论治方案。
2. 能力目标　提高检索文献、阅读经典、归纳分析的科研能力。
3. 思政目标　融入政治认同、家国情怀、科学精神、法治意识、传统文化、个人素养等内容。

二、相关知识板块的思政元素分析

1. 家国情怀、尊师重道　本案例以情景穿越的形式回到中医外科发展过程的历史长河，通过"剑宗"和"气宗"之争，回顾了历代先贤们对中医外科发展做出的杰出贡献，帮助学生领略中医外科的独特魅力和价值，坚定文化信仰，尊师重道，继承和发扬中医药文化。

2. 科学精神、个人素养　通过温习中医古代经典古籍，领悟古代医家严谨治学的科学精神，感受传统文化魅力，提高个人素养，提升职业道德修养。

3. 政治认同、法治意识　学习新中国成立后中医外科学的发展成就，了解党和国家为了发展和传承好中医药所制定一系列法律法规，确立高度的政治认同，增强法治意识，提升凝聚力,做政治素质过硬、专业技术精湛的中医药传承人。

第一节 肾病综合征

一、案例

(一)案例介绍

肾病对于百姓来讲是少见病,人们普遍认为这是慢性病,不容易治疗好,治疗过程中使用激素等药物会有比较大的不良反应。而最为重要的是肾病综合征是比较容易反复的,治疗中的花费会给患儿的家庭带来沉重的负担。

◆ **案例1 国家扶贫政策和医保改革让肾病综合征反复发作的孩子看得起病**

小丽今年12岁了,她2岁的时候得了肾病综合征,病情一直反复,至今已有10年。小丽2岁时由爷爷奶奶带着在农村里生活,父母在城里打工。某段时间小丽的脸和脚有些肿,爷爷奶奶当时也没有在意,还以为就是胖起来了。有一天一个邻居来串门看见小丽觉得应该是肿了,而不是胖,建议他们带着到医院看看,检查后发现尿中有蛋白了,转到了省级医院进行详细检查,24小时尿蛋白定量达到3 g,血浆白蛋白降到了15 g/L,血脂也高了,这才诊断为肾病综合征。之后就使用糖皮质激素治疗,很快病情好转,水肿也退了,尿蛋白也消失了。不幸的是,她属于激素依赖型,每次把激素减到2片的时候就出现了病情反复,又开始出现尿蛋白。后来又加了其他的药,他克莫司、吗替麦考酚等,但还是不能完全停药,10年下来花了很多的钱,她的父母也不能安心工作。最初的几年医保也不能报销多少医药费,父母打工赚的钱也不多,给家庭带来沉重的经济负担,他们家里也成了村里的贫困户,小丽也无法安心上学。后来情况慢慢发生了转变,国家有了扶贫政策,像他们这样困难的家庭,政府给了一部分救济,逢年过节村里还会给他们家送来米、面、油等生活用品,学校的老师也在学习上给了小丽额外的辅导,使她的学业不至于落下太多。在政府和老师们的关爱下,小丽并没有被疾病压垮。此外,医保政策更是有了很大的变化,我国逐渐建成全世界最大、覆盖全民的基本医疗保障网,以及覆盖全民、城乡统筹、可持续的多层次医疗保障体系。医保改革之前报销的比例不高,如果小丽的病情严重一点的话要转到省级医院,花钱更多,更是报销不了多少钱。医保改革之后在乡镇卫生院治疗的话可以报销90%以上,如果病情严重需要到省级医院住院,经过正常的转诊也可以报销一半的费用。除了住院报销,小丽也申请了国家慢病医保,平常门诊复查的检查和取药的费用也可以报销一部分。医保政策让小丽一家人的经济负担有了很大程度的减轻,避免了他们家因病致贫、因病返贫。

◆ **案例2 为了减少减轻糖皮质激素的不良反应,努力发挥中医药特色**

在肾病综合征的治疗中,糖皮质激素是一线药物,确诊的病例都会使用足量的糖皮质激素治疗,并且根据糖皮质激素治疗4周后的反应将疾病分为激素敏感型,激素部分敏感型及激素不敏感型;如停药后复发,则为激素依赖型。可见糖皮质激素在本病的治疗中地位之重要。但是激素的使用也会导致很多的不良反应,比如会降低患儿的抵抗力,导致反复的感染,有些患儿甚至出现肺炎;导致患儿外观体形的变化,出现满月脸、水牛背、多毛、向心性肥胖,严重影响孩子的自信心;患儿的生长发育会受到抑制,导致骨质疏松,使用激素的时间越长越明显,可能比正常的儿童身高上矮半头,有些严重的还会出现骨折。为了减少糖皮质激素的不良反应,中医专家总结了患儿的临床特点,进行系统性的辨证用方,以中西医结合的思路进行肾病综合征的治疗。具有代表性的是国医大师丁樱教授,从事中西医结合治疗小儿肾脏病40余年,以慈幼之心助力大医国术,在本病的治疗中开创了新的思路。丁教授结合了糖皮质激素的不同使用阶段,采用序贯辨证治疗小儿肾病综合征,扶助祛邪,未病先防,发挥中医药的特色和优势。患儿在使用激素的过程中同时采用中药辨证治疗,扶助正气,调和阴阳,抵抗力有明显的提高。普通的孩子一年两三次感冒是正常现象,使用激素的孩子可能会更频繁地出现感冒甚至是肺炎,但加用了中药后有些患儿大半年没有发生过一次感冒。感冒是引起肾病反复的一个因素,感冒的减少很大程度上会减少肾病的反复。当然,在本病的治疗中单纯使用中药,完全不用糖皮质激素还是不行的,中医要客观地看待中医药在本病治疗中所达到的作用,既要发挥优势,也不能夸大,误导患儿不正规使用西药,还是要探索新的辨证治疗方法,更好地利用中医药的特色,更大程度地减少西药的使用。

(二)案例所反映的知识内容

1. 肾病综合征的概述　肾病综合征是一组由多种病因引起的肾小球滤过膜通透性增加,导致血浆内大量蛋白质从尿中丢失的临床综合征。以大量蛋白尿、低蛋白血症、高胆固醇血症及不同程度的水肿为主要临床表现。在泌尿系疾病中,其发病率仅次于急性肾炎而居于第二位。本病多发生于2~8岁小儿,其中以3~5岁为发病高峰,男女比例为3.7∶1。部分患儿因多次复发,病程迁延,严重影响其身体健康。部分难治性肾病最终发展成慢性肾功能衰竭甚至导致死亡。现代对小儿肾病的研究不断深入,对中医辨证分型及证候变化规律的研究更加客观化和规范化。随着细胞生物学和分子生物学研究的不断深入,人们已把目光更多地投向原发性肾小球疾病临床病理类型与中医辨证分型的关系以及中医中药的有效方药能否起到激素的替代作用。雷公藤的临床应用显著提高了中药治疗本病的疗效,辨证论治方药与雷公藤、激素、免疫抑制剂的联合应用研究已积累了一定经验,但小儿肾病综合征水肿、蛋白尿、高血脂产生的机制以及对糖皮质激素耐药的机制仍是当前研究的热点、难点。

2. 由疾病特点可能产生的思政要素　①本病为慢性病,病程长,易复发,给患儿及家属带来沉重的经济负担。从这个层面出发有两个方面容易结合思政内容。一是国家的医保政策全面覆盖,可以在患儿就诊时报销更多的费用,避免了因病致贫、因病返贫。二是国家的扶贫政策在一定程度上给予患儿家庭一些照顾。②在本病的治疗中糖皮质激素是一线药物,但其不良反应也十分令人担忧,尤其是一些多次反复的患儿,由于长期服用激素,身体产生明显的变化,如身材矮小、肥胖,甚至出现骨折。为了避免这些情况,医生不断地学习,探索新的治疗方案以减少激素的使用,尤其是中医中药的作用,中西医结合的治疗使患儿出现更少的不良反应,减少复发的可能。从本层面来说,思政的点就是医生为了患儿的健康不断地探索,攻克难题,运用中医中药来减轻西医的不良反应。

二、教学设计与实施过程

(一)思政理念分析

1. 本病的案例突出了在治疗肾病综合征过程中家长所遇到的最为难过的事。一是病情多次反复给患儿家庭带来的经济负担和心理压力。二是治病过程中家长最为关注的事情,即应用激素带来的不良反应。帮助学生在掌握肾病综合征诊断及治疗的知识之余,了解儿童患病后产生的家庭负担及心理变化,帮助学生理解国家扶贫政策及医保政策的初心,并且了解现代医学中医的独特作用,领略国医大师的风采,坚定文化信仰。

2. 通过温习中医古代经典古籍,领悟古代医家的科学精神,感受传统文化魅力,提高个人素养,提升职业道德修养。

3. 了解政府为人民服务的初心,不断制定相应的政策解决问题,展示党和国家为了医保全覆盖所制定一系列政策,使学生确立高度的政治认同,提升凝聚力,力争做政治素质过硬、专业技术精湛的中医药传承人。

(二)教学方法

1. 讨论式　课堂组织学生讨论,探讨肾病综合征反复发作的影响因素,糖皮质激素有哪些不良反应,针对这些不良反应如何进行辨证论治,鼓励学生发表自己的见解,提高分析、处理问题的能力,实现能力目标。

2. 网络搜索法　网络搜索针对此类相关疾病的患儿国家都有哪些帮扶政策,国家医保政策的演变过程。结合具体的疾病给患儿家庭的影响,了解国家相关政策对人民健康的关怀,激发学生的爱国主义情怀,使其拥护共产党的领导,树立继承和发展中医药事业的坚定信念,实现育人目标。

三、教学效果

(一)教学目标达成度

本案例的教学目标达成度较高。学生通过学习肾病综合征及思政案例,在理论知识体系之外对疾病产生的家庭及社会影响有了进一步的了解。通过网络搜索方法检索国家相关政策,通过讨论治疗疾病过程中中医药的优势和中医药代表人物的事迹,能够深入理解中医大师的贡献,领略中医的独特魅力和价值,坚定文化信仰。同时,学生通过讨论和归纳总结,提高分析、处理问题的能力,实现知识目标和能力目标。最后,通过学习党和政府制定的医保方针政策,培养学生爱国拥党、强化政治信念,树立继承和发展中医药事业的坚定信念,实现育人目标。

(二)案例反思

本案例的教学过程中也存在一些不足之处,需要进行反思和改进。首先,本病属于少见病,学生对肾病综合征的理论知识了解尚不够深入,重点未能突出,关于诊断及临床表现要点的掌握需要加强。因基础知识的薄弱,对扩展出的医保政策优势及中医药减少西药不良反应的认同感相对较弱。需要更加注重培养学生的创新思维能力和自主学习能力,鼓励学生提出自己的观点和见解,允许批判和质疑,培养学生独立思考能力。

(三)学生反馈

通过学习这个案例,学生更加深入地了解了中医大家在发展中医事业过程中所做的贡献,感受到了医家追求真理、服务人民的精神,更加坚定了继承和发展中医药事业的信念。同时也让学生更加深入地思考中医药在现代社会中的发展和应用,坚定理想信念,对于其未来的学习和职业发展有很大的启示。

第二节 急性肾小球肾炎

一、案例

(一)案例介绍

急性肾小球肾炎相对于普通人群来讲是少见病,病情轻重差异较大,有些患儿病情的发现频具偶然性。早发现、早治疗对于患儿来讲可以早日康复。

◆ 案例1 为了儿童健康,加强肾脏疾病的科普

可可上小学三年级了,平常身体很好,一年感冒也不超过2次。1个月前有过一次低热,体温37.5 ℃,嗓子痛,也不咳嗽。可可和家长也没有当成什么大事,多喝水,休息了几天也就好了。但是2周前可可感觉眼睑有点水肿,但没有其他不舒服,也就没有在意,1周前突然感觉腿也肿了,尿也少了,这才意识到问题严重了,到医院里检查之后发现尿中有蛋白、红细胞,抽血查肾功能显示血肌酐也高了一点。医生诊断是急性肾炎,住院了2周,又吃药3个月才好。虽然病是好了,但家长还是比较后悔没有早一点带孩子去检查,早一点治疗可能会好得快一些。其实像可可这种情况并不少见,肾病是少见病,有些症状不明显,不像感冒发热一样容易引起家长的重视。发现得早,及时治疗,孩子往往恢复得更彻底一些;如果发现得晚,治疗不及时的话可能就很难恢复了,有些孩子就诊的时候肾功能已经明显下降了。对于这种并不常见的疾病,家长对相关的知识了解不多,就需要进行科普,以便早发现、早治疗,恢复得更彻底。为此,医学会的一些专家成立了科普学会,河南中医药大学第一附属医院儿童肾脏诊疗中心的宋纯东教授就牵头成立了中西医结合肾脏病科普学会。学会每年的一部分重要工作就是面向大众宣传肾脏病的科普知识以及中西医结合治疗肾脏病的优势,同时,也让很多患有肾脏疾病的患儿了解了中西医结合儿童肾脏病诊疗中心。作为中西医儿科肾脏专业领域的领先者,只有通过一定的科普才能让全国更多有诊治此类疾病需求的患儿接受中西医结合儿童肾脏病诊疗中心的指导,这样的工作增加了大众对肾脏病的了解,同时也提升了大众对中西医结合治疗肾脏病的信心。

公众需要了解急性肾小球肾炎的常见症状和体征。该病症的主要表现为突然出现血尿、尿蛋白、高血压、水肿、恶心、呕吐、疲劳、头痛、腰痛等。这些症状可能会因人而异,也可能同时出现或先后出现。因此,如果有类似症状,应及时就医进行检查和治疗。预

防急性肾小球肾炎的发生需要采取有效的预防措施。首先,要注意个人卫生,经常洗手,避免接触病人,这些措施可以预防细菌感染引起的急性肾小球肾炎。其次,要避免使用肾毒性药物,如非甾体抗炎药、氨基糖苷类抗生素等,以避免药物引起的急性肾小球肾炎。此外,及时治疗感染可以预防感染引起的急性肾小球肾炎。提高公众对急性肾小球肾炎的认识可以帮助人们更好地理解这种病症对肾脏和身体健康的影响。急性肾小球肾炎如果不及时治疗,可能会导致肾脏受损,甚至发展为慢性肾脏病。因此,提高公众对急性肾小球肾炎的认识可以帮助人们更好地认识自身的身体状况,同时也能促使人们积极采取预防措施以更好地保护自身健康。

◆ **案例2 全民运动可以降低急性肾小球肾炎的发病风险**

全民运动是一种健康的生活方式,可以促进身体健康,提高免疫力,降低患病风险。同时,运动也可以帮助人们建立健康的生活习惯,如合理饮食、充足睡眠等,这些习惯都可以降低急性肾小球肾炎的发病风险。因此,鼓励全民运动,提高公众的健康意识是非常必要的。

体育运动是中国社会中的一项重要文化活动,也是一种健康的娱乐方式。体育文化强调团结、合作、拼搏、进取等价值观,这些价值观不仅可以帮助人们形成积极向上的人生态度,还可以促进身体健康。全民运动可以推广体育文化和价值观,提高公众对健康的关注程度,降低急性肾小球肾炎的发病风险。身体健康是社会和谐的重要组成部分,身体健康的人们能够更好地工作和生活,从而促进社会的稳定和发展。全民运动可以促进公众的身体健康,降低急性肾小球肾炎等疾病的发病风险,为社会和谐稳定做出贡献。

所以,全民运动是一种健康的生活方式,可以促进公众的身体健康和建立积极向上的价值观。推广全民运动,可以为降低急性肾小球肾炎的发病风险做出贡献,促进社会的和谐稳定和全面发展。因此,我们应该鼓励全民运动,提高公众的健康意识和生活习惯,推广体育文化和价值观,促进身体健康和社会和谐。

(二)案例所反映的知识内容

1.急性肾小球肾炎的概述 急性肾小球肾炎简称急性肾炎,是儿科常见的免疫反应性肾小球疾病,多有前期感染史,临床主要表现为急性起病,水肿、少尿、血尿、蛋白尿及高血压。病程多在1年以内。本病是小儿时期常见的肾脏疾患之一,多见于儿童和青少年,以5~14岁最为多见,小于2岁少见。男女比例约为2∶1。尽管本病有多种病因,如细菌、病毒、支原体、原虫等,但绝大多数属急性链球菌感染后肾小球肾炎。目前认为急性肾小球肾炎主要与β溶血型链球菌A组中的致肾炎菌株感染有关,是通过抗原-抗复合物所引起的一种肾小球毛细血管炎症病变。近年来又提出了原位免疫复合物形成致病学说,即抗体与事先已植入于肾小球局部的抗原在植入处起抗原抗体反应,形成原位免疫复合物引起肾小球损伤。多数急性肾小球肾炎患儿于发病2~4周内消肿,肉眼血尿消失,血压恢复正常,残余少量蛋白尿、镜下血尿多于3~6个月内消失。近年来,由于采取中西医结合治疗措施,本病的严重并发症明显减少,预后大多良好,95%的病例能完全恢复,小于5%的病例可有持续尿异常,死亡率在1%以下,目前主要死因为急性肾功能衰竭。中医古代文献中无肾炎病名记载,但据其临床表现,多属"水肿""尿血"范畴。

其治疗早在《素问·汤液醪醴论》就有"开鬼门、洁净府",即发汗、利小便的方法。在此基础上,历代又有逐水、清热、利湿等多种方法。现代对小儿急性肾炎的研究逐渐深化,结合现代实验检测手段,辨证与辨病相结合进行治疗,可提高疗效。

2. 由疾病特点可能产生的思政要素　①提高公众对急性肾小球肾炎的认识对于预防和控制疾病非常重要。人们需要了解急性肾小球肾炎的常见症状和体征,以及如何采取预防和治疗措施,如及时治疗感染,避免使用肾毒性药物等。此外,提高公众对急性肾小球肾炎的认识还可以帮助人们更好地理解急性肾小球肾炎对肾脏和身体健康的影响,从而促进采取正确的预防措施。②健康的生活方式可以降低急性肾小球肾炎的发病风险,改善病情,并提高患者的生活质量,如合理饮食、适量运动、保持心理健康等。保持适当的体重可以降低急性肾小球肾炎的发病风险,保持心理健康可以降低身体的应激反应,有助于病情的稳定。

二、教学设计与实施过程

(一)思政理念分析

1. 本病的案例介绍了肾脏疾病作为发病率较低的疾病,大众的认识度较低,往往发现得较晚,造成疾病的诊治延误,因此,儿童肾脏疾病的科普就显得重要起来。而专家在科普儿童肾脏疾病的中西医诊疗知识以及对相关科室的介绍方面做出了重要的贡献。这样的工作提升了大众对肾脏病的了解,同时也提升了大众对中西医结合治疗肾脏疾病的信心。

2. 通过科普知识的介绍,学生可以把专业的知识转化为简单又容易理解的科普知识,更深化了学生对急性肾小球肾炎的认识。同时,通过参与科普医学会的日常工作,学生了解了医生除了诊治来医院就诊的患儿之外,还对广大儿童的身体健康知识宣传做出了很重要的贡献。

3. 了解了中西医学会这样的民间组织在国家卫健委及中医管理部门的领导下,为了儿童的健康付出了各种各样的努力,使学生确立高度的政治认同,提升凝聚力,增强其立志为儿童的身体健康努力学习的动力。

(二)教学方法

1. 问答式　通过一问一答的方式,急性肾小球肾炎患儿家属关心的问题可用通俗易懂的语言表达出来,提升了学生对本病的深入学习能力,增强了其解决问题的能力和医患沟通的能力。

2. 情景式　通过模拟中西医结合儿童肾脏病科普学会的宣传工作,学生们将急性肾小球肾炎的基础知识做成幻灯片,站在讲台上对学生扮演的患儿家属进行科普宣传,并回答他们提出的一些问题。通过情景式教学,学生可体会到科普学会的日常工作流程以及其对儿童健康所付出的努力。

3. 翻转课堂　老师在课堂讲授完成后将重要内容总结归纳,提炼成几个标题,由学生围绕这些重点内容进行 5 分钟的讲授。讲授过程可以借助于网络搜索,寻找出相关的知识体系并分享给学生。通过主动学习并讲授急性肾小球肾炎的相关内容,提升了学生学习的积极性。

三、教学效果

(一)教学目标达成度

本案例的教学目标达成度相对较高。因为急性肾小球肾炎的学习专业性很强,对于本科生有一定的难度,学生通过学习急性肾小球肾炎的知识及思政案例,借助于科普学会的思政内容,深化了自身对理论知识体系的学习,并且可以引导学生主动地将专业且难以理解的内容转化为通俗易懂的语言。通过问题式及情景式的教学,学生同时也了解了科普学会的一些工作,提升了实践的参与度,提高了分析、处理问题的能力,实现了知识目标和能力目标。这样的工作提升了大众对肾脏病的了解,同时也提升了大众对中西医结合治疗肾脏病的信心,实现了育人目标。

(二)案例反思

本案例的教学过程中也存在一些不足之处,需要进行反思和改进。首先,本病的概念知识十分专业,对于本科生来讲深入学习并完全掌握存在一定的难度,所以在课堂讲授环节针对发病机制等难点内容要深入浅出地讲透。只有学生真正地理解了急性肾小球肾炎的临床表现和发病机制,才能在思政环节的科普学会情景式教学中真正地参与其中,提升学生主动学习的动力。同时,也能让学生了解国家卫生机构领导的民间医学组织是如何开展工作的,了解为了儿童的健康,医学工作者除了在医院工作之外还付出了其他的努力。

(三)学生反馈

通过学习这个案例,学生了解了科普学会这样的民间医学组织为人民的健康做了很多的工作;通过儿童中西医结合肾脏病诊疗中心的科普宣传工作,学生也了解了专家们为了肾脏疾病儿童的早日康复付出了努力,增强学生为人民健康努力学习的信心。

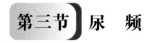

第三节 尿 频

一、案例

(一)案例介绍

肾系疾病一般属于少见病,但有些疾病却比较常见,很多人都会出现这个疾病的一些临床表现,这就是尿频。中医讲的尿频也称为淋证,在现代医学中称为尿路感染,不少人觉得这个病不严重,出现尿频、尿急、尿痛症状时吃点抗生素就好了,殊不知这个病容易让儿童反复罹患,对儿童的心理健康也会带来影响。

◆ 案例1 向儿童传递健康生活习惯的重要性

小华是一位12岁的女孩。最近她发现自己的排尿次数比以前频繁了许多,每天晚上要起床好几次去厕所,导致她睡眠不足,白天也常常感到疲倦和注意力不集中。这严重影响了小华的学习和生活。小华的母亲发现她的问题,并带她去了医院。医生告诉她们,小华可能是由于精神压力、饮食不当、缺乏运动等不良生活习惯导致的尿频。此外,如果不及时治疗,尿频还可能引发其他健康问题,如尿路感染、睡眠障碍等。这些因素对小华的身体和心理健康造成了严重影响。医生为小华制订了综合的治疗计划。首先,他们调整了小华的饮食结构,鼓励她少喝饮料,避免过度进食利尿食物。其次,他们安排了一位心理医生帮助小华减轻精神压力,改善睡眠质量。最后,医生给小华开了一些药物来缓解尿频症状。这些措施有助于改善小华的症状,帮助她恢复正常的生活和学习状态。在诊疗的过程中,小华和家长一起努力。他们每天记录下排尿情况,并按照医生的建议调整饮食和运动。同时,他们还积极参与心理治疗,学习如何减轻压力和改善睡眠。这些措施的实施需要家庭和学校的积极配合。经过一段时间的治疗,小华的尿频症状逐渐减轻了,她的睡眠质量得到了改善,白天也更有精神了。同时,小华的学习成绩也有所提高,她能够更加专注于课堂学习。最重要的是,小华的自信心得到了极大的提高,她开始更加积极地参与各种活动和社交场合。这些变化表明小华的尿频问题得到了有效的解决。通过这个案例,可以体现出尿频对个人生活质量的影响。不良的生活习惯会导致尿频、睡眠障碍等多种健康问题,严重影响儿童的生活质量。对于儿童来说,他们需要树立正确的价值观和健康的生活观念,从小养成好的习惯。对于家长和教育工作者来说,应该加强对儿童的健康教育,让他们了解健康生活习惯的重要性。同时,还应该鼓励儿童积极参加体育运动、保持良好的饮食习惯、减轻精神压力等。在传递尿频相关的知识时,我们可以运用各种方法,如角色扮演、小组讨论、实例演示等,通过这些生动有趣的方式来引导儿童关注健康生活方式,提高他们的认识和理解水平。同时,我们还应该鼓励儿童积极参与家庭和学校的各种活动,让他们在实践中逐渐形成良好的生活习惯。

◆ 案例2 教育儿童学会应对压力,保持心理健康

小明是一个四年级的小男孩,成绩一直在班上名列前茅,受到老师和同学们的喜爱。然而,最近小明的身体出现了状况,频频上洗手间让他开始有些焦虑和烦躁。在家庭和学校的双重压力下,小明的身体状况进一步恶化,出现了尿频的症状。小明的父母发现了他的不适,并带他去了医院。医生仔细检查后发现小明有尿频症状,并指出这可能与他的压力和焦虑有关。他向小明和家人解释说,尿频可能是由于精神压力导致的,而非身体疾病。为了帮助小明应对尿频症状和减轻他的压力,医生建议他采取以下措施。一是学习冥想:医生教小明学习冥想技巧,帮助他平静自己的情绪,减少焦虑和压力。同时,父母也要参与进来,与小明一起进行冥想训练,这有助于增强家庭之间的沟通和支持。二是多与父母交流:鼓励小明向父母分享他的感受和压力,并一起探讨解决问题的方法,这有助于减轻小明的心理负担,并增强家庭之间的沟通和支持。三是饮食调整:建议小明减少摄入咖啡因和糖分,以减轻膀胱刺激症状。同时,多摄入富含纤维素的食物,如水果、蔬菜和全谷物,以改善消化功能和减少肠道不适。四是逐渐放松膀胱:指导小明逐渐放松膀胱,增加膀胱的储尿能力,这有助于减少尿频症状的发生频率和程度。此外,校长邀请了心理健康专家到学校为同学们举办讲座,提供心理咨询和压力管理技巧。同

时,老师也调整了小明的课程安排,减轻了他的学习压力。通过这个案例,可以认识到儿童尿频可能是由于压力和焦虑导致的身体症状。医生与家长应该帮助儿童学会保持心理健康,通过与家人交流、调整饮食、逐渐放松膀胱等方法来缓解尿频症状,如果身体症状持续存在或加重,应及时寻求专业帮助。此外,医生与家长还可以教育儿童积极面对压力和焦虑,不轻易放弃自己的梦想和追求。

（二）案例所反映的知识内容

1. 尿频的概述　尿频是儿童常见的一种泌尿系疾病,临床以小便频数为特征。一年四季均可发病。多发于学龄前儿童,尤以婴幼儿时期发病率最高,女孩多于男孩。本病经过及时治疗,预后良好。尿频所涉及的疾病较多,西医中的泌尿系感染、结石、肿瘤、白天尿频综合征等疾病均可出现尿频,但儿科以泌尿系感染和白天尿频综合征（神经性尿频）最为常见。泌尿系感染是指病原体直接侵入尿路,在尿液中生长繁殖,并侵犯尿路黏膜或组织而引起损伤。按病原体侵袭的部位不同,一般分为肾盂肾炎、膀胱炎、尿道炎。肾盂肾炎又称上尿路感染,膀胱炎和尿道炎合称为下尿路感染。泌尿系感染是儿童泌尿系统最常见的疾病之一。儿童尿路感染常会反复迁延至成年后,引起成人终末期尿毒症。在新生儿和婴幼儿中,尿路感染的危害还在于感染易向全身播散,威胁患儿的生命。

2. 由疾病特点可能产生的思政要素　①心理压力:当儿童感到紧张或焦虑时,可能会频繁地去厕所。这可以引申出思政要素——关注儿童的心理状态,帮助他们建立正确的压力应对机制,如培养良好的生活习惯和兴趣爱好等。如果尿频现象是由于心理压力引起,需要关注儿童的心理健康,提供必要的心理疏导和帮助,可以教育儿童如何应对压力,如何保持心理健康。②饮食和习惯:儿童喝过多的饮料,或者在睡觉前喝水,都可能导致尿频。这可以引申出思政要素——教导儿童养成良好的饮食习惯和行为习惯,如避免在睡觉前大量饮水等。可以利用尿频这一现象,向儿童传递健康生活习惯的重要性。

二、教学设计与实施过程

（一）思政理念分析

1. 本病的案例旨在引导学生关注尿频患儿的心理问题以及健康的生活方式,以防止出现病情的反复,突出在解决临床问题的同时注重人文关怀。因为所服务的对象是儿童,除了了解除患儿身体病痛之外,对其必要的人文关怀也非常的重要。医者要有慈爱之心,学生在理论学习阶段就要树立这样的理念,这对其之后的临床实践也有很积极的意义。

2. 通过人文关怀也能很好地从另外的角度指导学生在医患沟通环节把握沟通的角度,以便更好地从病情以及生活调理等方面指导患儿。健康的生活也可以使患儿更少出现尿频,从中医的角度来讲是"上工治未病"的理念。

3. 现在的医疗服务在不断地转变理念,从治疗疾病到预防疾病,在政府卫生部门的指导下我国的医疗体系也在不断地完善,结合中医的"不治已病治未病",这种观念可以更好地保障人民的健康。

（二）教学方法

1. 项目式　学生分组后认领项目任务。项目的题目有两个类别,一是调查类项目:

班里的同学有多少出现过尿频,疾病过程中出现的问题有哪些。二是解决类项目:尿频过程中出现的心理问题从患儿及家长两个方面如何解决。任务完成后由组员共同完成项目报告,提高学生分析、处理问题的能力,实现能力目标。

2.情景式　使用标准化病人的方式进行教学,三人为一组,一人扮演患儿,一人扮演家长,一人扮演医生。由三人共同撰写剧本,要求表现出尿频的原因、临床表现、患儿出现的心理焦虑等环节。在情景中完成医患之间的交流,体现出医者应有的人文关怀。

三、教学效果

(一)教学目标达成度

因尿频是常见病,甚至不少同学也深有体会,所以本节课教学目标达成度较高。通过生动有趣的方式向学生传递了尿频的相关知识以及预防和治疗尿频的方法。通过主人公小华的故事展示了尿频的危害以及如何通过建立健康的生活方式来改善尿频症状。家长和教育工作者应该加强对孩子们的健康教育,帮助他们树立正确的价值观和生活观念,从小养成好的习惯,这样才能有效地预防和治疗尿频等问题。学生通过情景式教学,提高了医患沟通能力,同时培养了学生人文关怀的观念,实现知识目标和能力目标。

(二)案例反思

本案例的教学过程中也存在一些不足之处,如人文关怀的表现要发自内心,学生在学习的过程中常常将此作为任务比较机械地完成,这一点需要进行反思和改进。如何改进呢?还是要有带入感,模拟标准化病人的剧本要写得更加真实才好。

(三)学生反馈

通过学习这个案例,学生在人文关怀方面有了一定的体会,也了解了医学服务于病患的模式也在转变,更加深入地了解了中医"上工治未病"的观点的重要性,更加坚定了继承和发展中医药事业的信念。同时也让学生更加深入地思考中医药在现代社会中的发展和应用,使其坚定理想信念,对于未来的学习和职业发展有很大的启示。

第四节　遗　尿

一、案例

(一)案例介绍

每个人小时候可能偶尔有过尿床也就是遗尿的经历,虽然是偶尔,但也觉得很害羞。但如果有些孩子很频繁地遗尿,甚至每天都会尿床会是什么样的感受呢?尤其是比较大的孩子,可能要住集体宿舍,就可能产生更加严重的心理问题。

◆ **案例　提高全社会对遗尿的重视,减少家庭及社会长期负担**

小哲是一个非常聪明的孩子,但由于遗尿问题,他总是感到自卑和羞耻。遗尿问题不仅影响了他的生活,还影响了与他人的交往。同学们总是嘲笑他,他感到越来越孤独和自闭。小哲的父母非常关心他,四处投医问药。为了帮助小哲尽快回归生活,医生制订了一个综合策略进行治疗。医生首先向他解释了遗尿的原因和机制,让他明白了自己的问题所在。然后,医生教给了小哲一些具体的技巧和方法来控制排尿,比如定时排尿、尽量避免喝咖啡和饮料等利尿食物以及进行盆底肌训练等。其中盆底肌训练是治疗遗尿的一种有效方法,它可以帮助小哲增强盆底肌肉的力量和稳定性,从而更好地控制排尿。医生还向小哲演示了如何收缩和放松盆底肌,并鼓励他在日常生活中多加练习。还有其他一些技巧,例如教导小哲感到尿意时,尽量延迟排尿,让自己有足够的时间到达洗手间。此外,还建议小哲进行膀胱训练,逐渐延长排尿间隔时间,以增加膀胱的容量和控制能力。在这些训练的同时,根据辨证服用中药汤剂。与其他患儿不同的是,医生特别嘱咐小哲中药要在白天服用,晚饭后尽量少喝水等。在医生的悉心治疗和指导下,小哲逐渐学会了如何控制自己的排尿,他每天都会按照医生的建议进行盆底肌训练和膀胱训练,并逐渐延长排尿间隔时间。随着时间的推移,小哲的遗尿症状得到了显著改善,他的生活质量也得到了显著提高。除了医生的治疗和家庭的支持,社会的关注和帮助也对遗尿患儿非常重要。在这个过程中,小哲也学会了如何面对自己的问题,成功地克服了遗尿带来的困扰,过上了健康、幸福的生活。

这个故事的主要内容是关于小哲如何接受治疗、克服遗尿的。故事中医生和小哲的合作非常关键,因为医生的解释和治疗方法为小哲提供了指导和支持,让他逐渐掌握了控制排尿的技巧和方法。另外,小哲的家庭和朋友也是关键的支持力量,他们的支持对小华提供了关键的帮助和支持。故事还强调了社会的关注和帮助对遗尿患儿的意义。学校、社区和政府应该关注遗尿患儿的需求和困境,并提供必要的支持和资源。社会的共同努力可以帮助遗尿患儿得到更多的关注和照顾,从而更好地融入社会。

(二)案例所反映的知识内容

1. 遗尿的概述　遗尿又称尿床,是指 3 岁以上的儿童不能自主控制排尿,经常睡中小便自遗,醒后方觉的一种病症,多见于 10 岁以下的儿童。夜间遗尿的儿童中,男孩数量是女孩的 2 倍,且有明显的家族倾向。遗尿可分为原发性遗尿和继发性遗尿两种,前者是指持续地或持久地遗尿,其间控制排尿的时期从未超过 1 年;后者是指小儿控制排尿至少 1 年,但继后又出现遗尿。未经治疗的遗尿症,每年有 15% 的儿童可自行缓解。即使到成年人也还有 1% ~2% 的人患遗尿症。本病大多病程长,或反复发作,重症病例白天睡眠中也会发生遗尿,严重影响患儿的身心健康与生长发育。

2. 由疾病特点可能产生的思政要素　①儿童遗尿的患病率非常高,在 10 岁以下的儿童中受遗尿症影响的人群约为 5% ~10%,其中有 2% ~3% 的患儿甚至持续到青春期后或成年阶段,严重影响其身心健康。然而,儿童遗尿可能导致的相关心理和社会问题常常被低估,有不少家长对于儿童遗尿的认识可能还存在一定误区。因此,提高全社会对遗尿的重视,减少家庭及社会的长期负担,是小儿遗尿学习的思政要素。②遗尿的中西医结合治疗效果较好,在传统中医服用汤剂的基础上结合现代医学进行排尿训练方能达到更好的效果。

二、教学设计与实施过程

(一)思政理念分析

1.本节的案例重点在于遗尿产生的心理健康问题,长期的遗尿会使患儿感到自卑和羞耻,影响其生活学习,所以,人文关怀至关重要,而要最终改善心理问题还是要把遗尿治疗彻底。所以本案例的重点有两个,一个是耐心的人文关怀使患儿从自卑和羞耻中逐渐走出,二是传统中医汤剂的治疗加上现代医学对排尿的训练可提升膀胱的功能,学生也能从本案例中体会到中医不仅仅是从不变革的传统,而是可以在守正的基础上进行一定程度的创新。

2.通过体会医生对遗尿患儿悉心的关怀与全方面的治疗指导,学生可以提高个人职业素养,提升职业道德修养。

(二)教学方法

1.讨论式 课堂组织学生讨论传统中医与现代中医应该有什么不同,在目前现代医学日新月异的今天,要不要将一些现代医学的诊疗方法融入到中医中,即如今大力提倡的"守正创新",结合遗尿的案例讨论如何进行守正创新。

2.情景式 使用标准化病人的方式进行教学,三人为一组,一人扮演患儿,一人扮演家长,一人扮演医生。由三人共同撰写剧本,要求表现患儿出现的心理焦虑等环节。在情景中完成医患之间的交流,体现出医者应有的人文关怀。

三、教学效果

(一)教学目标达成度

本病的临床表现及所产生的心理问题学生很容易理解,所以教学目标达成度较高。学生在学习思政案例中很容易地体会到了两个关键点,一是耐心的人文关怀使患儿从自卑和羞耻中逐渐走出;二是中医不仅仅是从不变革的传统,而是可以在守正的基础上进行一定程度的创新。学生可以从中领略中医的独特魅力和价值,坚定文化信仰。

(二)案例反思

本案例的教学过程中也存在一些不足之处,需要进行反思和改进。如对于遗尿的原因学生理解较为透彻,并且针对原因能够想出相应的治疗策略;但对于中医遗尿的辨证演变过程不是很理解,应该将我国古代对于本病的认识程度按时间线进行比较详细的梳理,让学生代入不同时代的医者,了解其对本病的认知程度差别。只有理解了这一点,才能更好地理解中医治疗本病要结合现代认识的必要性,理解守正创新的必要性。

(三)学生反馈

通过学习这个案例,学生更加深入地了解了中医的发展是要在传统的基础上进行创新的。为了更好地解决患儿的病痛,医生应该不断的追求真理,思考中医药在现代社会中的发展和应用,坚定理想信念,以更高的水平来服务人民。

第五节 五迟五软

一、案例

(一)案例介绍

儿童的健康成长是关乎国家未来的大事。有些孩子从出生后不久就表现出了发育落后的现象,随着年龄的增长,别人家的孩子会站、会走、会说话了,但这些孩子与正常孩子的差异越来越大,不会行走、说话,智力也是落后的。这部分孩子成了家庭的负担,令人心痛。

◆ **案例 提升医疗综合素质,关注儿童的发育问题**

小明是一位9岁男孩,身高和体重都明显低于同龄儿童。他的父母非常担心他的生长发育问题,于是带他去看医生。医生首先需要通过详细的评估和检查,了解儿童的生长发育状况,包括测量身高、体重、头围等生理指标,以及进行智力、语言、运动等方面的评估。通过这些评估,医生才能判断小明是否存在生长发育问题,并确定问题的性质和原因。根据评估结果,医生为家长提供了包括如何调整孩子的饮食、如何安排锻炼计划、如何进行心理疏导、如何提供药物治疗或物理治疗等方面的专业的建议和指导。而河南中医药大学第一附属医院中西医结合儿童医院的小儿康复中心也是很重要的区域性诊疗中心,在中原大地有着重要的地位,中医的推拿、针灸、导引等治疗方法在五迟五软的治疗中效果极为明显,全国的患儿甚至是国外的脑瘫患儿也会来这里进行治疗。在确定了小明的康复计划后,医生密切监督治疗过程,并根据治疗效果、孩子的生长发育情况进行调整和优化。除此之外,医生还会为家长提供家庭教育的指导和建议,帮助他们更好地促进孩子的生长发育,包括如何与孩子沟通、如何提供情感支持、如何营造良好的家庭环境等方面的指导。在医生的指导和帮助下,经过一段时间的治疗,小明的身高和体重都有了明显的增加。同时,医生也会长期跟踪孩子的生长发育情况,以确保治疗效果的持续性和稳定性。

在这个案例中,医生发挥了至关重要的作用。他们通过诊断和治疗,为小明提供了科学的治疗方案。同时,医生也向小明的父母提供了指导和帮助,让他们更好地了解孩子的生长发育问题,并提供更好的支持和照护。除了医生的作用外,国家政策的支持也对儿童生长发育产生了积极的影响。政府已经将儿童生长发育问题纳入了公共卫生计划中,并制定了一系列政策和措施来促进儿童健康和生长发育。这些政策包括提供免费或低成本的生长激素治疗、提供营养补贴等,为家庭提供了经济上的支持,帮助他们更好地解决孩子的生长发育问题。总之,医生的作用和国家政策的支持对儿童生长发育问题产生了积极的影响。医生通过科学的治疗和指导,帮助孩子解决生长发育问题;国家政策的支持也为家庭提供了经济上的支持,帮助他们减轻经济负担,更好地解决孩子的生长发育问题。

（二）案例所反映的知识内容

1.五迟五软的概述　五迟五软是小儿生长发育障碍的病症。五迟指立迟、行迟、发迟、齿迟、语迟，五软指头项软、口软、手软、足软、肌肉软，两者都是小儿时期的虚弱病症。五迟五软既可单独出现，也可同时存在。本病以婴幼儿为多见，多由先天禀赋不足、后天调护失当引起。五迟五软包括西医中的小儿生长发育迟缓、大脑发育不全、佝偻病、脑性瘫痪、智能低下等多种病症。无论是遗传因素、营养不良还是疾病、生活环境的影响都可导致生长发育落后。

2.由疾病特点可能产生的思政要素　五迟五软若症状较轻，由后天调护失当引起者，治疗及时，常可康复；若证候复杂，属先天禀赋不足引起者，往往成为痼疾，预后不良。在此过程中，医生应该具备高尚的职业道德和素养，要细致地呵护，谨慎地治疗和预防成年后的并发症发生，儿童生长发育的教育需要家庭、学校和社会的共同努力，医、家、校应该密切合作，共同关注儿童的生长发育情况，发现和解决存在的问题。同时，应通过各种渠道进行社会宣传，提高公众对儿童生长发育问题的认识和重视程度。

二、教学设计与实施过程

（一）思政理念分析

1.本病的案例突出了国家政府在保障儿童健康方面付出了很大的努力，对儿童生长发育产生了积极的影响，将儿童生长发育问题纳入了公共卫生计划中，并制定了一系列政策和措施来促进儿童健康和生长发育。学生通过了解相关的政策，对国家的未来也充满了信心。

2.通过对中医治疗方法详细分析，突显出中医的推拿、针灸、导引等治疗方法在五迟五软中的治疗作用，以及对患儿康复的极大促进作用。

3.了解河南中医药大学第一附属医院中西医结合儿童医院小儿康复诊疗中心的实力，了解其在脑瘫患儿康复中做出的突出贡献，也增强了学生学习中医、做中医药传承人的信心。

（二）教学方法

1.网络搜索法　网络搜索国家对于五迟五软的患儿都有哪些帮扶政策，让学生了解国家相关政策对儿童健康的关怀，激发学生爱国主义情怀；以及哪些地区和医院对治疗本病具有优势和突出的成绩。结合医院的具体情况，让学生在了解优秀的中医院在本病的治疗中具有重要地位后，树立继承和发展中医药事业的坚定信念，实现育人目标。

2.讨论式　课堂上组织学生讨论五迟五软形成的原因中哪些是现实中最常见的，世界各国对于本病患儿都有哪些治疗措施，以及中西医在本病的治疗中各有哪些优势。通过讨论，学生们对本病有了全面的理解；通过对比，了解我国政府促进患儿健康的投入有多少；通过讨论中西医治疗方法的不同，了解中医在治疗本病中的优势，从而增强对中医的信心。

三、教学效果

(一)教学目标达成度

本案例的教学目标需要学生形成对五迟五软患儿的深切认知,因此,观看此类患儿的影像资料以及了解治疗过程和观摩治疗效果显得十分重要。学生通过学习五迟五软的思政案例,在理论知识体系之外对疾病产生的家庭、社会影响有了进一步的了解。通过网络搜索方法检索国家相关政策以及中医体系的专家和医师付出的努力,学生能够领略中医的独特魅力和价值,坚定文化信仰。通过学习党和政府制定的医保方针政策,培养学生爱国拥党,强化政治信念,树立继承和发展中医药事业的坚定信念,实现育人目标。

(二)案例反思

本案例的教学过程中也存在一些不足之处,需要进行反思和改进。在教学环节增加观看此类患儿的影像资料是十分重要的。病房内的患儿虽然颇具代表性,但为了保护患儿的隐私是不可以录制视频的,因此可以鼓励学生们从网络中寻找此类视频,并且进行交流,交流的内容以感想为主。

(三)学生反馈

通过学习这个案例,学生更加深入地了解了国家为了保障儿童的健康所付出的努力。这样的案例使学生对医疗政策的人性化有了进一步的认识。此外,医院儿童康复中心在治疗本病方面所取得的显著成果也使学生对报考本专业的研究生产生了浓厚的兴趣。

第六节 性早熟

一、案例

(一)案例介绍

儿童的发育是家长们特别关心的问题,尤其是若干年前食品安全出现问题,有些奶粉导致了部分儿童出现性早熟,从那时起,性早熟就引起了家长的关注。

◆ 案例 大众对饮食安全性意识的提高

小欢今年才7岁,上小学一年级,但身高在班里已经属于很高的了,看上去不像是一年级的孩子。孩子个子高总是好事,早熟什么的家长也从来没有在意过。直到一条新闻引起了家长的注意。说的是某地方的孩子吃了某品牌的奶粉之后出现乳房发育,到医院看病诊断为性早熟。看过这条新闻之后小欢的妈妈也惊慌起来,小欢是不是也早熟了呢? 这才开始关注孩子的乳房发育情况并赶紧带小欢到医院来看病,骨龄测试显示小欢已经9岁了,确实是性早熟。家长很迷茫,好端端的怎么会性早熟呢? 在医生的提醒下家长注意到原来小欢的饮食是有问题的。小欢特别喜欢吃水果,家长也很满足她这个喜好,无论冬夏都会准备好水果给她吃,包括冬天出现的草莓、西瓜等反季节水果。还有就是小欢喜欢吃一些热量高的油炸食品,所以小欢不但发育得早一些,而且还胖。经过分析,小欢的家长决定之后在食品的安全性和科学性上提高认识。其实有些食品不仅会引起性早熟,还会导致孩子出现其他的一些疾病,如腹泻等。食品安全是关乎民生的大事,因此国家发布了食品安全法,认为食品安全关系到人民群众身体健康和生命安全,关系到中华民族未来。党的十九大报告明确提出实施食品安全战略,让人民吃得放心。这是党中央着眼党和国家事业全局,对食品安全工作作出的重大部署,是决胜全面建成小康社会、全面建设社会主义现代化国家的重大任务。当前,我国食品安全工作仍面临不少困难和挑战,形势依然复杂严峻。微生物和重金属污染、农药兽药残留超标、添加剂使用不规范、制假售假等问题时有发生,环境污染对食品安全的影响逐渐显现。这些问题影响人民群众的获得感、幸福感、安全感,成为全面建成小康社会、全面建设社会主义现代化国家的明显短板。通过立法,国家力争在2035年前实现食品安全风险管控能力达到国际先进水平,从农田到餐桌全过程监管体系运行有效,食品安全状况实现根本好转,人民群众吃得健康、吃得放心。这也是民生改善的一大进步。

(二)案例所反映的知识内容

1. 性早熟的概述　性早熟是指女孩8岁以前、男孩9岁以前出现第二性征的内分泌疾病。随着社会经济的进步、环境的改变,本病发病率有逐步增高的趋势,目前已经成为儿童临床最常见的内分泌疾病之一。本病好发于女孩,女孩发病率为男孩的4～5倍,城市发病率高于农村,经济发达地区的发病率高于不发达地区,春夏季节发病明显多于秋冬季节。不同国家、种族的发病率差异很大。部分患者有家族史。临床上性早熟分为真性(中枢性)、假性(外周性)及部分性(不完全性)三种类型,以真性性早熟危害性最大。中医药对性早熟早中期的治疗疗效确切,对已有月经来潮的患儿则往往需要联合西药治疗。由于真性性早熟时骨成熟加速、长骨骨骺提前愈合,患儿成年身高常较正常人矮;性发育提前,月经发生过早,会给患儿及家庭带来一定的社会心理压力,不利于患儿的成长,若失治则会影响其最终身高。中医学临床与实验研究结果显示,本病的病变主要在肾、肝二脏,其发生多由肝郁化火或阴虚火旺、相火妄动所致,治疗多采用疏肝解郁、滋阴降火等法,可取得较好的疗效。

2. 由疾病特点可能产生的思政要素　①本病的发病过程相对比较隐匿,有些家长对孩子发育状况的关注度也不高,导致有些来就诊的患儿年龄虽然不大,但已经发育到了青春期后期的水平。因此,提高家长对孩子的身体发育的关注度很重要。由此引申出要注重改善孩子体格锻炼的情况。目前学校对孩子的体育成绩也十分重视,而不是以往只注重学习成绩。体格的健壮也关乎民族的未来。②家长对于性早熟的问题除了注意治疗方法之外,还要注意引起性早熟的原因,而诸多原因之中饮食安全最为关切。目前,国家对于饮食安全的重视程度已经大大提高。饮食安全的监管程度的提高也是国家对于儿童成长安全付出的努力。

二、教学设计与实施过程

（一）思政理念分析

1. 本病的案例有两点需要引起关注，一是关注患儿的生长发育是长期的过程，但是家长未必能做得很好，因此要教给家长正确的观察方法，如正确测量身高的方法，而且告知家长要坚持长期进行，这样也体现出了家长对孩子的关爱。这一点也会使学生学会在细节上对患儿进行关人文关怀。二是对饮食安全的关注。曾经有一段时间食品安全状况令人担忧，对儿童的健康产生了不良影响。面对问题，政府进行了针对性的监管，大力进行整顿，使食品安全情况得到了极大的改善，人民的饮食健康也有了保障。这一点让学生们体会到政府在各个方面制定政策对人民健康进行保障。

2. 通过对性早熟的学习，认识到中西医结合的必要性。古代对于性早熟的认识非常有限，这对于解决患儿的问题是不够的。通过结合现代医学关于性早熟进展的认识，中医药治疗性早熟有了规范的评估体系。

（二）教学方法

1. 讨论式　课堂组织学生讨论，探讨性早熟产生的因素，以及在生活中应该如何针对这些因素进行改善，比如哪些种类的食品会导致儿童的性早熟，鼓励学生发表自己的见解，提高分析、处理问题的能力，实现能力目标。

2. 问答式结合网络搜索式　将性早熟的一些基础知识，如家长对儿童生长发育的检测方法、各类导致性早熟的饮食因素等列成问题提纲，由学生进行解答。回答后再由学生针对这些问题在网络上搜索解答方法，看两者之间哪一个更全面、全合理。通过这种方式，学生可以从专业及生活日常两个层面对这些问题进行了解。

三、教学效果

（一）教学目标达成度

本案例因为学生关注重较高，教学目标达成度也较高。家长对孩子长期的生长发育监测需要正确的方法方能坚持，能充分体现出家长对孩子的关爱。因此，学生也能学会在细节上对孩子进行关人文关怀。政府对饮食安全问题进行了针对性的监管和大力整顿，使之后的食品安全情况得到了极大的改善，人民的饮食健康也有了保障。这一点让学生们体会到政府为了保障人民的健康在各个方面制定的政策。通过学习党和政府制定的医保方针政策，培养学生爱国拥党，强化政治信念，实现育人目标。

（二）案例反思

本案例的教学过程中也存在一些不足之处，需要进行反思和改进。因为性早熟的现代医学理论较难理解，需要学生下一定的功夫才能记得住、理解得通；而相关的思政内容，如对孩子的人文关爱和饮食安全的改善又很容易理解。所以，将性早熟的原理结合思政内容进行合理地融入，将难以理解的理论融入到简单的思政中，加强学生对本病的学习。当然，也需要学生提高自主学习能力和独立思考能力。

（三）学生反馈

通过学习这个案例，学生认识到了课堂上学习的内容不仅可以在临床诊治疾病中使用，也可以运用到日常生活中，例如可以教周围的邻居们一些儿童生长发育的测量方法，以便于他们观察孩子的生长速度等。

第六章　时行疾病

　　小儿时行疾病包括儿童常见的传染性疾病,如麻疹、幼儿急疹、风疹、猩红热、水痘、手足口病、流行性腮腺炎等疾病。时行疾病在儿科发病率高,尤其每年的冬春季节是各种传染病的高发期,严重威胁儿童的生命健康。我国早在汉唐时期就有发斑、隐疹等发热出疹性疾病的记载,其中包括麻疹、水痘、天花等。儿科医圣钱乙提出了"麻、痘、惊、疳"为古代儿科四大要证,将麻疹和天花进行了鉴别,其后历代医家对儿科时行疾病,尤其明清医家对痘疹性疾病尤为重视,进行了系统地论述,提出了详细的辨证论治及预防调护的方法,为中华民族的繁衍生息做出了巨大的贡献。

　　新中国成立后,随着预防免疫政策的普及,我国在小儿传染病的防治方面取得了巨大的成就。以麻疹为例,自1965年我国普及接种麻疹减毒活疫苗开始,国内麻疹疫情大流行已得到控制。近年来我国通过实施扩大免疫规划和积极采取消除麻疹行动计划,麻疹发病率和死亡率显著降低。《2020—2026年中国传染病医院行业市场全景调查及投资战略规划报告》数据显示:2015—2019年中国麻疹死亡人数逐年减少,2018年中国麻疹死亡人数为1人,较2017年减少了4人,2019年中国麻疹实现0死亡人数。2015—2019年中国麻疹发病率逐年下降,2018年中国麻疹发病率为0.2836/10万,较2017年下降了0.147/10万;2019年中国麻疹发病率为0.213/10万,较2018年下降了0.0706/10万。这些成就的取得体现了国家对儿童传染病防治的决心和力度,也体现了我国对儿童健康的重视,是我国医疗水平的进步和国家在传染病防治方面取得的巨大成就。

一、教学目标

　　1.知识目标　掌握小儿常见时行疾病的诊断要点、辨证要点、中医治疗规律;熟悉小儿常见时行疾病的病因病机及临床特征;了解小儿常见时行疾病的防护。

　　2.能力目标　掌握麻疹、风疹、奶麻、猩红热等常见发热出疹性疾病的鉴别。

　　3.思政目标　①通过本章节学习,了解我国的传染病防治政策及我国在儿童传染病防治领域取得的成就。②学会共情,从病患角度和发热患儿家长沟通病情,向家长普及小儿传染病防治常识,提高职业使命感。③通过学习古人医籍及经典医案,领悟名家的治学精神,增强专业自信心和自豪感。

二、相关知识板块的思政元素分析

1. 文化自信　帮助学生领略中医辨证论治时行疾病的独特魅力和价值,坚定文化信仰,继承和发扬中医药文化。

2. 科学精神、个人素养　通过温习中医古代经典古籍,领悟古代医家严谨治学的科学精神,感受传统文化魅力,提高个人素养,提升职业道德修养。

3. 奉献精神　抗击新冠肺炎之战,是对儿科医学生进行医德思政教育的良好契机,既可以作为临床病例典范,也可以作为思政教材,使学生直面疫情,引导学生在各种舆论信息中明辨是非、坚定信仰,培养学生作为医者的社会责任感。

第一节　麻　疹

一、案例

(一)案例介绍

麻疹的治疗原则是"以清为要""以透为顺",如果麻疹顺利透发,那么患儿预后就好;如果疹子透不出来或者疹出即没就属于麻疹逆证,患儿就会有危险,甚至危及生命。在医学还不发达的时代,患儿一旦患了麻疹就属于危重症,而中医药防治麻疹功不可没,许多宝贵的经验需要医学生继承和发扬。

◆ **案例　领略医学大家精巧医术——张锡纯巧用羚羊角治疗麻疹逆证**

张锡纯是近代中医大家,擅长用单味药或小方治疗,其所著的《医学衷中参西录》记载了这样一个病例,这个小患者是张锡纯的朋友朱贡九的幼女,住在奉天小北门儿里淡泊胡同,年五岁,出麻疹。孩子发热 3 天了,总是烦躁不安。请张锡纯前往诊治,张锡纯一看孩子的耳朵后边出了许多小红点儿,沿着发际往下发展,然后往脖子和躯干部上发展,如果顺利地往下进展,接下来就是四肢,手、脚心和鼻尖部,这样的话疹子就出齐了,这个过程大概持续 3~4 天,这时候孩子就差不多该好了。但如果在这个过程中疹子出的不顺利,或是合并了严重的高热、咳嗽(肺炎喘嗽),或是出现犬吠样咳嗽(喉炎)、抽搐、意识不清(脑炎),这些都属于逆证,十分难治。这个发病的孩子,出疹次日即靥。靥,就是疹子刚出来突然要往回收了,叫倒靥,张锡纯书中所讲的靥,就是倒靥的意思,指麻疹或者出的水痘刚发出来,突然就往回收了,这不是好事,叫热毒内陷。这时候有可能会导致更严重疾病,比如热入心包的逆证。患儿出疹次日即靥,然后精神烦躁不安。张锡纯使用连翘、蝉蜕、薄荷叶、金银花等药进行治疗。连翘清热解毒,蝉蜕解毒透表,薄荷叶、金银花诸药,解毒透表,辛凉解表往外发散。但孩子喝了这药以后疹子却发不出来。麻疹一般来讲"以透为顺",疹子发不出来病情就较为凶险,这时就凸显出张锡纯的中医功力了,他赶快加上羚羊角粉,用羚羊角二钱煎汤饮之,很神奇的是喝下去后,疹子就又出来了,然后又将煎完羚羊角后的药渣再次煎服,这个孩子的疹子就彻底透发出来,然后病就痊愈了。张锡纯在书中说,由此可知羚羊角表疹外出之力(即透疹外出之力),迥异于他药也!像这样运用羚羊角治疗麻疹的病理,书中还有数例,都是麻疹出来以后突然又往回收的这种不好的情况,张锡纯都是用羚羊角把邪气又给透出来了,这说明在治疗麻疹的过程中,羚羊角有其特殊的解表透疹的作用,这是张锡纯的经验,也是中医儿科需要继承的经验。

(二)案例所反映的知识内容

1. 麻疹的概述　麻疹为古代儿科"四大要病(麻、痘、惊、疳)"之一,10 岁以下多见,6 个月～5 岁为高发年龄段,具有传播迅速、反复流行、发病率高等特点。麻疹若不及时进行有效治疗,能够引起暴发流行,且危及患者的身体健康,现阶段发病率已显著下降,散发病例和局部流行仍时有发生,发病呈两端化(缺乏周期性,流行强度减弱,轻型多,不典型多)。这一发病特点变化的背后是我国医疗水平的进步和国家在传染病防治方面取得的巨大成就。

2. 由疾病特点可能产生的思政要素　①要重视非典型麻疹的诊断治疗,由于麻疹减毒活疫苗接种的普及,目前临床上多呈散发或局部流行,婴儿麻疹比例增多,大龄儿童病情较重,要引起临床医生的重视。②中医药诊治麻疹历史悠久,经验丰富,尤其是对麻疹逆证的治疗,历代医家为后世留下了宝贵的经验,需要医学生继承和发扬。

二、教学设计与实施过程

(一)思政理念分析

1. 本案例为近代名医张锡纯辨治小儿麻疹的诊疗经过,需要准确判断麻疹的顺逆,正确辨证用药,凸显了中医辨证治疗麻疹的优势。

2. 通过学习名医案例,回顾中医古代经典古籍,领悟名家的治学精神,感受传统文化魅力,提高个人素养和职业道德修养。

(二)教学方法

1. 讨论式　课堂组织学生讨论,探讨麻疹的辨证要点,如何判断顺证、逆证,对于麻疹的顺证和逆证要如何进行针对性治疗,鼓励学生发表自己的见解,提高分析、处理问题的能力,实现能力目标。

2. 讲解法　结合教材及案例讲解麻疹的病因病机及辨证论治,通过历代医家对麻疹的论述,掌握麻为阳毒,以清为顺,以透为要,"麻不厌透""麻喜清凉"的基本治则。

3. 多媒体演示法　通过多媒体课件,将知识点变得更加生动、形象和有趣,帮助学生更好地理解和记忆相关知识内容。

三、教学效果

(一)教学目标达成度

本案例的教学目标达成度较高。学生通过学习麻疹及思政案例,了解到麻疹若不及时进行有效治疗,能够引起爆发流行,且危及患者的身体健康,并通过学习麻疹的发病轨迹,了解我国的传染病防治政策及我国在儿童麻疹防治领域取得的成就。通过对中医辨证治疗及名医治疗麻疹经验的经典案例学习,坚定继承和发展中医药事业的信念,实现育人目标。

（二）案例反思

麻疹虽然是古代儿科四大要证之首,但现阶段发病率显著下降。这是我国传染病防治取得的巨大成就,但也导致了临床不典型病例的增多,对临床诊断及辨证治疗造成了困扰。尤其是典型麻疹病例,临床几乎难以遇到,会造成学生对学习本病的困扰,有学生会认为是否还存在学习的必要。通过课堂学习,学生能认识到,虽然我国麻疹防治取得了巨大成就,但国外发病率还是很高,要严防疫情输入,因此学好本病,掌握本病的特点及辨证论治要点是很有必要的。

（三）学生反馈

通过学习本案例,学生掌握了麻疹辨证要点,尤其是顺证、逆证的特点,更掌握了麻疹的治疗要点,而且通过名家案例,突出了中医药在麻疹防治中的重要作用和优势,增强了文化自信心和专业自豪感,坚定了同学们对中医药学习的信念。

第二节 幼儿急疹

一、案例

（一）案例介绍

幼儿急疹,中医称为奶麻,是指由感受时邪疫毒引起的,以哺乳期婴儿骤起高热,热退后肌肤出现玫瑰色细散皮疹为主要表现的出疹类疾病。许多年轻的父母没有育儿经验,一见到孩子发热就容易手忙脚乱,就会导致误诊和药物的滥用,影响孩子的健康。因此,作为儿科医生一定要学会正确判断病情,以免误诊误治。

◆ **案例 不要过度治疗——9月龄宝宝突发高热,原来是幼儿急疹**

一个9月龄宝宝突发高热,因为患儿之前从未发生过高热,所以年轻的宝妈手足无措,当天就到当地社区卫生站治疗,虽然化验血常规提示病毒感染,但还是选择口服抗生素、清热解毒的中成药、布洛芬、对乙酰氨基酚等。患儿仍反复发热,体温多波动于 $38 \sim 40.5 ℃$。次日,又去一家知名儿科诊所就诊,用了头孢、地塞米松、氨基比林等药物,加上推拿退热等措施,患儿当天下午体温下降,但第3天又再次高热,服药、洗澡、贴退烧贴都降不下来。于是身心疲惫的宝妈带孩子前来就诊,希望大医院能帮宝宝把体温尽快降下来。医院接诊医生查看患儿情况发现,宝宝在体温短暂下降时精神尚佳,睡着了很平稳,但是体温高达 $39.1 ℃$,化验血常规提示白细胞偏低,为典型病毒感染血象。结合患儿年龄、病情及血象特点,接诊医生告知患儿家长孩子有可能是幼儿急疹,不必过度治疗,过度使用抗生素、激素反而会干扰病情,并耐心地向家长介绍了该病的特点以及注意事项,宝妈听后将信将疑地离开了医院。结果,果然如医生所说,孩子在发热第4天后退热了,前胸、后背及颜面部出现了玫瑰红色的疹子。

（二）案例所反映的知识内容

1. 幼儿急疹的概述　幼儿急疹是婴幼儿时期一种急性出疹性疾病。以突然高热，持续 3～4 天后体温骤降，同时出疹为特征。一年四季都可发病，多见于冬春两季，发病年龄多为 2 岁以下，尤以 1 岁以内婴儿发病率最高。因此时正值哺乳期，故称"奶麻"。本病多起病急骤，发热时体温较高，持续不退，患儿一般情况良好，偶有轻微流涕、咳嗽、咽红、神情烦躁。发热 3～4 天后，体温可骤然降至正常，热退时或热退数小时后全身出现玫瑰红色皮疹，以躯干为多，头面、颈部及四肢较少。皮疹发出后 1～2 天内消退，无脱屑及色素沉着。

2. 由疾病特点可能产生的思政要素　①幼儿急疹发病率高，在出皮疹之前容易误诊。因此，要重视幼儿急疹的科普工作。②要学会和家长沟通病情，家长出于对孩子的关爱，常常孩子稍有不适就立刻就医诊疗，急于退热，有时会因此干扰医师正常诊疗。同学们应正确应对和处理患儿病情，向家长普及幼儿急疹防治常识。③掌握疾病的特点，正确诊断用药，避免误诊、误治。

二、教学设计与实施过程

（一）思政理念分析

1. 本案例为儿科常见的幼儿急疹，只有专业知识掌握得好，才能结合患儿具体病情做出正确的判断。

2. 正确的诊断治疗能减少患儿过度的不合理的治疗，减轻患儿的痛苦。通过本案例的学习有助于增强学生专业自信心。

（二）教学方法

1. 讨论式　课堂组织学生讨论，探讨幼儿急疹的临床特点及要点，如何准确地判断病情，如何合理地治疗，鼓励学生发表自己的见解，提高分析、处理问题的能力，实现能力目标。

2. 讲解法　结合教材及案例讲解幼儿急疹的病因病机、辨证论治、诊断及鉴别诊断。

3. 多媒体演示法　通过多媒体课件，将知识点变得更加生动、形象和有趣，帮助学生更好地理解和记忆相关知识内容。

三、教学效果

（一）教学目标达成度

本案例的教学目标达成度较高。通过学习本案例，学生能和发热患儿家长沟通病情，向家长普及幼儿急疹防治常识，提高了职业使命感。

（二）案例反思

家长出于对孩子的关爱，常在孩子稍有不适时立即就医诊疗，急于退热，过度依赖抗生素输液治疗，期待孩子尽快康复。但常此以往不利于患儿自身疾病康复及免疫屏障的建立。对于幼儿急疹这种小儿疾病,妈妈们肯定或多或少都了解一些,但是对于更深层的预防及治疗的相关知识却不太了解。本案例就是幼儿急疹的典型病例,所以通过本节课学习,学生要掌握病例特点,学会和家长沟通,让家长掌握本病的主要特点,具体如下。①发热:1~5天,体温可达39 ℃或更高。②出疹:热退后出疹,皮疹为红色斑丘疹,分布于面部及躯干,可持续3~4天。部分患儿软腭可出现特征性红斑。③其他症状:个别孩子会出现包括眼睑水肿、前囟隆起、咳嗽、腹泻、惊厥、颈部淋巴结肿大等表现。宝宝患上幼儿急疹一般无需特殊治疗,在发热和出疹之后,就会慢慢好转,而且不会留下疹印。通过这个幼儿急疹病例解析,学生对这种疾病有了更深的认识,学会了正确应对和处理患儿病情,能向家长普及幼儿急疹防治常识,提高职业使命感。

(三)学生反馈

通过学习本案例,能帮助学生掌握幼儿急疹的一般发病情况和疾病特点、发病规律,并能够结合实际以中医药理论为指导描述幼儿急疹各证型的辨病辨证依据、治法、方药,培养学生对于发热出疹性疾病鉴别诊断的能力。

第三节　风　疹

一、案例

(一)案例介绍

风疹是感受风疹时邪(风疹病毒)所引起的一种急性出疹性传染病,临床以低热、轻微的上呼吸道感染症状、全身皮肤出现细沙样淡红色斑丘疹、耳后及枕部臖核(淋巴结)肿大为特征。一般病情多轻浅,合并症少见,预后良好。但是,临床有个别患儿病情表现较重,容易误诊为其他疾病,甚至导致抗生素滥用。因此,要了解风疹的发病特点,正确作出诊断,增强学生的专业自信。

◆ 案例　不要轻易使用抗生素

患儿乐乐,女,1岁,因"发热、皮疹10小时"于2019年1月18日来院就诊。患儿于当日凌晨5点左右无明显诱因出现发热,体温最高39.6 ℃,轻咳,流涕,自服布洛芬、小儿柴桂等退热治疗。中午的时候家长发现其颈部出现少量皮疹,初未重视,下午1点家长发现其皮疹波及全身,复测体温仍为39.6 ℃,再次给予布洛芬口服退热治疗,体温未降,为进一步治疗就诊于当地医院,查血常规:白细胞计数8.97×10^9/L、中性粒细胞百分比69%、红细胞4.82×10^{12}/L、血红蛋白(Hb)123g/L、血小板计数(Plt)326×10^9/L,判断为呼吸道感染合并过敏,予头孢克肟颗粒、小儿豉翘清热颗粒、氨酚麻美颗粒等口服,患儿仍反复发热,为进一步诊疗前来就诊。发热门诊医生接诊患儿后,发现患儿躯干部皮疹类似麻疹,双侧耳后及颈部多发淋巴结肿大,详细询问病史发现患儿因早产、体质弱,并未按时接种麻腮风疫苗,结合年龄特点,判断该患儿患风疹可能性大,于是建议检测风疹抗体,并居家隔离治疗,停用抗生素,改予宣消、解毒、达原颗粒清热解毒。次日检查结果提示患儿风疹 IgM(+),诊断风疹明确,患儿体温于 2019 年 1 月 19 日中午降至正常,皮疹 2 天后消退。

（二）案例所反映的知识内容

1. 风疹的概述　风疹,中医称为风痧,是感受风热时邪引起的急性出疹性疾病,以轻度发热、咳嗽,皮肤出现淡红色斑丘疹,耳后及枕部淋巴结肿大为特征。其多发于冬春季节,可造成流行。其好发于 1～5 岁小儿,病后可获持久性免疫。本病一般证情较轻,多见邪犯肺卫证,恢复较快,少见并发症,故称之为"皮肤小疾"。但临床也有重症感染,可合并肺炎、脑炎等。若孕妇妊娠早期患本病,可损害胚胎,影响胎儿正常发育,导致流产、死胎,或先天性心脏病、白内障、脑发育障碍等,值得重视。

2. 由疾病特点可能产生的思政要素　通过本节学习,学生了解了风疹的特点,学会和发热患儿家长沟通病情,了解了我国传染病防治政策及疫苗接种政策。

二、教学设计与实施过程

（一）思政理念分析

本例患儿与一般风疹患儿特点不同在于患儿体温表现为高热,容易误诊为其他疾病,只有很好地掌握小儿常见发热出疹性疾病的鉴别,并详细了解患儿病史及接种史,才能做出正确的判断,减少抗生素的滥用和不必要的治疗。因此,学好本病,掌握风疹的特点和此类发热出疹性疾病的诊断及鉴别诊断是十分重要的。

（二）教学方法

1. 讨论式　课堂组织学生讨论,探讨幼儿急疹的临床特点要点,如何准确地判断病情,如何合理地治疗,鼓励学生发表自己的见解,提高分析、处理问题的能力,实现能力目标。

2. 讲解法　结合教材及案例讲解幼儿急疹的病因病机及辨证论治,诊断及鉴别诊断。

3. 情景演绎法　可以让学生分别进行患者和医生角色扮演,演绎整个就诊过程,使学生深入感受患儿家长心情及作为医生的职业荣誉感。

4. 多媒体演示法　通过多媒体课件,将知识点变得更加生动、形象和有趣,帮助学生更好地理解和记忆相关知识内容。

三、教学效果

（一）教学目标达成度

本案例的教学目标达成度较高。通过学习本案例,同学们了解到风疹不仅有轻症,还有重症,而且还要学会和发热患儿家长沟通病情,向家长普及风疹防治常识,提升专业自信和职业荣誉感。

（二）案例反思

由于风疹疫苗接种的普及,临床发病率下降,可能导致临床上对本病的忽视,尤其是较重的风疹患者,容易误诊为其他疾病。因此,掌握小儿常见发热出疹性疾病的鉴别是十分必要的,只有详细了解患儿病史及发病特点,才能做出正确的判断,减少误诊误治。

(三)学生反馈

通过学习本案例,能帮助学生掌握风疹的一般发病情况、疾病特点和发病规律,并能够结合实际以中医药理论为指导学习风疹的诊断、治疗和防护,提高学生对于相应发热出疹性疾病鉴别诊断的能力。

第四节 手足口病

一、案例

(一)案例介绍

手足口病的症状轻重悬殊,轻症病例多由柯萨奇病毒 A 组 16 型(CoxA16)引发,重症病例多为肠道病毒 71 型(EV71)所致。轻症病例预后较好,重症病例并发症多,甚至危及生命。由于引发本病的肠道病毒种型多,病愈后可再染发病。若小儿调摄不当或接触手足口病病人,容易相互感染,易造成流行。因此,如何预防手足口病,研发针对性疫苗,尤其是针对 EV71 引起的重症,是我们国家传染病防治的重点之一。

◆ 案例 1 积极防控免恐慌——某地暴发手足口病疫情的处理

2008 年 3 月底,5 名手足口病的患儿于安徽阜阳先后死亡(EV71 感染所致的重症手足口病,死亡原因主要为由中枢神经系统感染而导致的肺水肿和肺出血),但由于官方信息的缺失,阜阳政府为逃避责任含糊事实,从疫情的暴发到疫情的确诊,没有第一时间求助上级卫生部门,而是想自己解决疫情来掩盖这件事情,到头来疫情没有第一时间得到控制,传播范围不断扩大,死亡人数不断上升,导致更多的患儿未能得到及时救助,且在此后近 1 个月的时间中,阜阳市内谣传有"小儿瘟",造成了家长恐慌。4 月 26 日(距第一位患儿死亡已 31 天),阜阳才将暴发手足口病(EV71 感染引起)的消息由新华社向全国公开。此后,除安徽外,湖北、河南、广东等省亦陆续暴发手足口病(EV71 感染引起)疫情。4 月 27 日,阜阳市政府成立防治工作领导小组。4 月 28 日,安徽省卫健委要求全省幼儿聚集场所暂时关停。4 月 29 日阜阳市政府三次向公众澄清反应时间过长是因为没有经验导致确诊时间过长,并非故意瞒报,卫健委亦对此说法表示认同。此外,安徽省省长在慰问患病儿童及家长时表示安徽省将拿出 1000 万元用于购置救治设备。4 月 30 日,卫健委启动手足口病每日通报机制,之后还决定把手足口病纳入丙类法定传染病管理,实行网络疫情信息直报。5 月 4 日,世界卫生组织表示阜阳方面并未隐瞒疫情,舆论对阜阳市政府瞒报的质疑彻底消除,公众的关注焦点重新回到手足口病的防治上。经由各疫区政府的努力,疫情得到了有效控制。6 月 2 日,阜阳市幼托机构全面复课。6 月 24 日,国家医疗队全部撤离阜阳,疫情基本解除。由此案例可以看出 EV71 感染导致的手足口病病情较重,死亡率高。因此,我国相关部门十分注重手足口病疫情的监测和诊断,认为地方政府应该在第一时间向上级部门汇报病情并寻求帮助,疫情的公开应及时准确,相关信息应透明公开。国家为应对疫情建立了一套综合的、多层次的实验室应急网络,使患儿第一时间能得到确诊,有助于疫情控制。

◆ 案例2 集中力量研发EV71疫苗,展现大国效率和责任

2008年以来,EV71引起的手足口病,特别是其所致的重症和死亡病例,已经成为严重的公共卫生问题(相关研究表明重症病例中EV71阳性占74%,死亡病例中EV71阳性占93%),引起社会和相关部门的高度关注。由于该病在儿童中普遍易感,且缺乏有效的预防和治疗措施,接种安全、有效的针对性疫苗成为防控该病最经济有效的手段。

在这场与疾病的抗争中,我国的医药研发展现了中国式的效率和质量。从2008年启动疫苗研发,只用了8年时间就有两家企业成功上市了EV71全病毒灭活疫苗,而且是世界上首个EV71型全病毒灭活疫苗。

2015年12月3日,国家食品药品监督管理总局(CFDA)批准中国医学科学院医学生物学研究所自主研发的预防用生物制品Ⅰ类新药EV71型灭活疫苗(人二倍体细胞)生产注册申请。几乎与此同时,北京科兴生物制品有限公司自主研发的预防用生物制品Ⅰ类新药EV71型灭活疫苗(Vero细胞)也通过了CFDA生产注册审批。2016年3月两家企业的EV71型灭活疫苗相继上市。第二年EV71型灭活疫苗便登上最受欢迎第二类疫苗TOP5榜单。该疫苗的问世,对于有效降低我国儿童手足口病的发病率,尤其是减少该病的重症及死亡病例,保护我国儿童生命健康具有重要意义。由此,可以看出国家对手足口病疫情的重视,以及为应对EV71感染所致的重症手足口病采取的措施。我国疫苗的研制成功也体现了社会主义制度的优越性。

(二)案例所反映的知识内容

1. 手足口病的概述　手足口病是由感受手足口病时邪引起,以发热,手、足、口咽等部位斑丘疹、疱疹为主要特征的一种急性出疹性外感热病。可引发手足口病的肠道病毒有20多种(型),其中以CoxA16和EV71较为常见。手足病轻重悬殊,轻症病例多由CoxA16引发,重症病例多为EV71所致。四季均可发生,4~7月为发病高峰。发病年龄以1~5岁多见。手足口病易造成局部暴发流行,重症病例可危及生命,需要给予有效防控措施。

2. 由疾病特点可能产生的思政要素　①国家在应对突发疫情方面,处理措施得当,信息透明公开,合理引导公众,避免了恐慌。②国家为应对疫情,积极研发疫苗,突出了大国担当和社会主义制度的优越性,有效地保护了儿童的生命健康。

二、教学设计与实施过程

(一)思政理念分析

手足口病是由肠道病毒引起的急性传染病,其中以CoxA16型及EV71型感染最为常见。尤其EV71感染引起的手足口病传染性强,易导致重症手足口病的发生。目前EV71疫苗已经运用于临床,但仍缺乏特效治疗药物,被我国卫健委列为丙类传染病管理。因此,了解EV71导致的重症手足口病的特点及疫苗研制过程,有助于学生了解本病

的危害,以及了解我国在手足口病防治领域取得的成绩,增强其专业自信和民族自豪感。

（二）教学方法

1. 讲授法 通过课堂讲授,结合本病的流行病学特点,将相关案例带入,学生了解了相关疾病背景及我国积极防治突发传染病的政策和相关成就。

2. 讨论法 组织同学讨论,若面临突发不明疫情,我们当如何应对,鼓励同学积极发言。

3. 文献检索法 布置课后作业,让同学们检索手足口病相关古籍及中医药文献,了解中医在防治本病方面的优势及相关方药的作用机制。

三、教学效果

（一）教学目标达成度

通过本章节的学习,学生掌握了手足口病的发病特点和发病规律,并能够结合实际以中医药理论为指导描述手足口病各证型的辨病辨证依据、治法、方药,提高学生对于手足口病等疾病鉴别诊断的能力。

（二）案例反思

通过本节思政学习,学生了解了 EV71 感染导致的手足口病重症的危害性,我国针对 EV71 疫苗的研制情况以及我国传染病防治政策和疫苗接种政策。但还需更多地结合临床实际案例,才能更好地掌握中医药治疗本病的优势,增强专业自信心。

（三）学生反馈

通过学习这个案例,学生更加深入地了解了手足口病的发病特点和发病规律,对手足口病的常见临床症状及危害有了更进一步的认识,并了解了国家相关政策对防治手足口病的支持,为保障广大儿童健康提供了强大后盾,有助于更好地掌握本节课的内容。

第五节 猩红热（丹痧）

一、案例

（一）案例介绍

猩红热是感受猩红热时邪（A 组乙型溶血性链球菌）引起的急性传染病,临床以发热、咽喉肿痛或伴腐烂,全身布发猩红色皮疹,疹后脱屑脱皮为特征。临床除呼吸道传播外尚存在外科型猩红热及产科型猩红热,只有掌握了本病的特点,才能正确地作出诊断,进行有效的治疗,比如下面这则案例,就是由伤口感染而引起的。

◆ 案例 医生的细心观察——小小蚊虫叮咬,竟然继发了猩红热

2017 年 5 月,河南中医药大学第一附属医院儿科五病区收治了一例特殊的发热出疹

性患儿。患儿王某,女8岁,因"手肿伴发热2天,全身皮疹1天"由门诊按"发热皮疹原因待查"收入院。入院后经详细询问病史及查体发现,该患儿3天前,右手被蚊虫叮咬后瘙痒明显,于是将叮咬处挠破而导致伤口处继发感染,右手及右上肢局部肿胀,伤口处溃脓,当日即出现发热,体温最高达41℃,当地医院查血象:白细胞计数$22.8×10^9/L$、中性粒细胞百分比(N%)85.5%、血红蛋白116 g/L、血小板计数$452×10^9/L$,C反应蛋白65 mg/L,当地医院按"脓毒血症"予头孢哌酮舒巴坦、喜炎平等静脉治疗2天。患儿仍顽固发热,右手溃脓处扩大。1天前,患儿颜面及躯干、四肢出现较为密集红色皮疹,当地医院考虑药物过敏可能,川崎病不除外,建议转上级医院治疗。患儿入我院后,管床医生及上级医师经过详细问诊及查体发现患儿症状由蚊虫叮咬伤口溃脓所致,皮疹无瘙痒性,考虑皮疹因感染引起的可能性大,而且皮疹形态表现为猩红色、粟粒样皮疹,抚之碍手,压之褪色,而且患儿还有口周苍白圈及"草莓舌"特点,考虑外科型猩红热可能性大。遂将患儿单间隔离,上报传染病科,进行患处取样培养及血培养,积极外科清创,除抗感染治疗外,充分发挥中医辨证治疗优势,依据患儿高热、皮疹、"草莓舌"、脉数等特点辨证为"毒炽气营"证,予"清营汤"加减治疗,患儿入院第2天,体温开始下降,第3天体温降至正常,皮疹逐渐消退,皮疹密集处出现脱皮现象。入院第4天,血培养回报"A组乙型溶血性链球菌"生长,患儿"外科型猩红热"诊断明确。出院后持续半年跟踪随访,患儿尿检等一切正常。

(二)案例所反映的知识内容

1. 猩红热的概述　猩红热(scarlet fever)是由A组乙型溶血性链球菌感染后引起的急性发疹性呼吸道传染病,临床以发热、咽峡炎、全身弥漫性猩红色皮疹和疹退后皮肤脱屑为特征。本病以冬春季多见,传染源为病人和带菌者,主要通过呼吸道飞沫传播。经皮肤伤口或产道侵入而致感染者,为外科猩红热或产科猩红热。儿童,尤其是年龄在3~7岁的儿童是主要的易感人群,一般预后良好,但仍有少数病例可引起风湿热、急性肾小球肾炎等并发症。本病感染后可获得较长久的抗菌和抗红疹毒素的能力。由于红疹毒素有其特异性,各型间没有交叉免疫,故可见到再次罹患本病的患儿。本病相当于中医的"丹痧""喉痧""疫痧""烂喉丹痧"等,属中医学温病范畴。清代对本病的发生发展机理,论治理论和防治经验等有详细论述。

2. 由疾病特点可能产生的思政要素　①通过本节学习,学生了解了国家对传染病的防治政策以及猩红热的预防和隔离措施,增强了专业自信心。②掌握疾病的特点,正确地诊断用药,避免误诊、误治。

二、教学设计与实施过程

(一)思政理念分析

猩红热是感受猩红热时邪(A组乙型溶血性链球菌)引起的急性传染病,临床以发热、咽喉肿痛或伴腐烂,全身布发猩红色皮疹,疹后脱屑脱皮为特征。少数患儿病后可出现变态反应性心、肾、关节损害,严重危害儿童健康。因此,临床要掌握本病的诊断和鉴别诊断要点,发现猩红热后要及时地按照我国传染病防治政策上报并做好流行病学调查。同时,临床要积极发挥中医药优势,尽快控制病情,防止出现严重的并发症。

（二）教学方法

1. 讨论式 课堂组织学生讨论,探讨猩红热的临床特点、要点,如何准确地判断病情,与其他发热出疹性疾病如何鉴别,如何合理地治疗,鼓励学生发表自己的见解,提高分析、处理问题的能力,实现能力目标。

2. 讲解法 结合教材及案例讲解猩红热中医病因病机及辨证论治、诊断及鉴别诊断。

3. 多媒体演示法 通过多媒体课件,将知识点变得更加生动、形象和有趣,帮助学生更好地理解和记忆相关知识内容。

三、教学效果

（一）教学目标达成度

本案例的教学目标达成度较高。通过学习本案例,学生掌握了猩红热的发病特点和发病规律,学会了诊疗猩红热必须完善的相关检查及其临床意义,并通过课堂讨论将猩红热的诊断拓展到与其他发热出疹性传染病的诊断及鉴别诊断。

（二）案例反思

本案例是由蚊虫叮咬继发伤口感染而导致的猩红热,通过这一病例,学生了解到猩红热的临床特点和鉴别诊断,了解了猩红热发病的多样性,以及发现疑似病例后的传染病防治方法。同时,本例患儿通过中医辨证用药,症状很快得到控制,突出了中医辨证治疗发热出疹性传染病的优势。

（三）学生反馈

通过学习本案例,能帮助学生掌握猩红热发病的多样性、一般发病情况、疾病特点和发病规律,更好地掌握本病的诊断及辨证治疗,提高儿科常见发热出疹性疾病的鉴别诊断能力。

第六节 水 痘

一、案例

（一）案例介绍

水痘是小儿常见的急性传染病,其传染力强,经接触或飞沫传播,易感儿发病率可达95%以上,尤其在幼儿园、小学等幼儿集体机构易引起流行。因此,预防本病最好的措施就是接种疫苗,发现感染患儿后及时隔离治疗才能避免本病的暴发流行。

◆ 案例 一次幼儿园科普活动避免了一场疫情的暴发

2019 年的冬季的一天,河南中医药大学第一附属医院小儿感染病区的两位医生应邀到附近幼儿园做科普讲座。两位医生和幼儿园某中班的小朋友及家长面对面进行了一场别开生面的交流，详细地向家长和小朋友们讲解了冬春季节常见的传染病，如麻疹、风疹、水痘、腮腺炎等疾病的识别和预防，并在讲座结束后接受了家长的咨询。其中，有位小朋友家长咨询说自家小朋友近两天摸着额头有点热，前胸和后背出了好多个小明疱，不知道是什么情况，能不能给看一下。医生很细心地看了孩子的情况，并让家长测量了体温，结果孩子确实是发热，体温37.6 ℃，前胸、后背可见散发的椭圆形疱疹及丘疹，看到这种情况，两位很有经验的医生立马判断出孩子应该是得了水痘，建议患儿家长立刻到医院发热门诊进行检查，并向院方建议全园排查水痘疫苗接种情况及是否有类似情况发生。最后发现参与讲座的2个班级有2例相似病例，经发热门诊确诊为水痘，并及时上报进行传染病及流行病调查。2例患儿因症状较轻，给予中药居家隔离治疗1周后痊愈。而且，因为此次事件，全园对传染病防治工作更为重视，未接种水痘疫苗的孩子也都积极地进行了疫苗接种，避免了整个幼儿园水痘疫情的暴发。

（二）案例所反映的知识内容

1. 水痘的概述　水痘（varicella）由水痘-带状疱疹病毒引起的小儿常见急性传染病，临床特征为发热，皮肤黏膜分批出现痒性斑、丘、疱疹并结痂，且上述各期皮疹可同时存在。全年均可发生，以冬春季节多见，发病年龄以6~9岁多见。水痘患儿或带状疱疹患儿为主要传染源，通过空气飞沫或接触病人疱疹内的疱浆可传播，人群对水痘普遍易感，一般预后良好。但免疫缺陷者，应用皮质激素、免疫抑制剂治疗者及患有恶性疾病者，罹患本病病情较重，甚至可危及生命。感染水痘后可获得持久免疫力，但以后可以发生带状疱疹。水痘的潜伏期为10~21天，结痂后病毒消失，故传染期为发疹前24小时至病损结痂，为7~10天。中医对水痘早有认识，《小儿卫生总微论方·疮疹论》云："其疮皮薄，如水疱，破即易干者，谓之水痘"。

2. 由疾病特点可能产生的思政要素　①通过本节学习，学生了解了国家对传染病的防治政策，了解了水痘的预防和隔离措施。②通过学习中医辨证治疗的优势，增强了学生的专业自信心。

二、教学设计与实施过程

（一）思政理念分析

水痘等传染性疾病冬春季节多发，主要通过飞沫和直接接触传播，其传染力强，尤其以学龄前儿童多见，未接种水痘疫苗的儿童都有可能感染本病，易引起局部暴发流行。因此，预防本病最好的措施就是接种疫苗，要加强对幼小机构的科普及儿童的健康教育，发现感染患儿要及时隔离、积极治疗。

（二）教学方法

1. 讨论式　课堂组织学生讨论，探讨水痘的临床特点、要点，如何准确地判断病情，水痘与其他发热出疹性疾病（如手足口病）如何鉴别，如何合理地治疗，鼓励学生发表自己的见解，提高分析、处理问题的能力，实现能力目标。

2. 讲解法　结合教材及案例讲解水痘的发病特点、流行病学特征、中医病因病机及辨证论治、诊断及鉴别诊断以及防护和隔离。

3. 多媒体演示法 通过多媒体课件,将知识点变得更加生动、形象和有趣,帮助学生更好地理解和记忆相关知识内容。

4. 情景演绎法 组织学生分组扮演患儿、家长、幼托机构及医生,将案例中场景进行还原,加深对本病的认识。

三、教学效果

(一)教学目标达成度

本案例的教学目标达成度较高。通过学习本案例,学生能掌握水痘的发病特点和发病规律,学会了诊疗水痘必须完善的相关检查及临床意义,并通过课堂讨论将水痘的诊断拓展到与其他发热出疹性传染病的鉴别诊断。

(二)案例反思

本案例突出了科普工作的重要性和主动免疫的必要性,使学生们认识到作为一名合格的儿科医师,掌握常见的发热出疹性传染病的症状是基本功,只有熟知每一种疾病的特点才能第一时间作出正确的诊断并给予合理的处置。通过这一病例,学生了解到水痘的临床特点和鉴别诊断,以及发现疑似病例后的传染病防治方法。

(三)学生反馈

通过学习本案例,能帮助学生掌握水痘流行病学特征和临床特点,更好地掌握本病的诊断及辨证治疗,提高儿科常见发热出疹性疾病的鉴别诊断能力,并掌握常见传染病的防治方法。

第七节 流行性腮腺炎(痄腮)

一、案例

(一)案例介绍

流行性腮腺炎的传染性也很强,虽然我国已经普及了腮腺炎疫苗的接种,但仍有7.4%的患儿可能在接种疫苗后产生的抗体较弱或不产生抗体。本病除了腮腺肿痛等表现外,还可以首发表现为脑膜炎,容易造成误诊,下面这则案例就是以头痛作为首发症状的不典型流行性腮腺炎案例,对学生掌握本病特点有较好的启迪作用。

◆ 案例 医心的耐心细致换来患儿的健康——一例以头痛为首发症状的痄腮病例

2023年2月中旬的一个上午,河南中医药大学一附院儿科急诊的值班医生接诊了一例患头痛的男孩。患儿9岁,晨起突发头痛,伴恶心,无发热、无呕吐等不适。经过仔细地问诊及检查,患儿除头痛外无其他特殊表现,鼻窦区无压痛,神经系统检查显示患儿脑膜刺激征、锥体束征等均无异常。慎重起见,值班医生建议家长进行头颅CT扫描,CT结果未显示异常。但患儿家长在值班医生看检查报告的时候提到了一个症状引起了值班医生的注意,家长说刚才在查头颅 CT 的时候患儿无意中碰到了左侧耳下的部位,觉得很是疼痛。由于职业的敏感性,值班医生建议患儿家长暂回家观察,尤其要注意患儿耳下腮部是否会出现肿胀疼痛,如果有相关症状要立刻就诊。结果,当天下午 3 点的时候,患儿又在家长的带领下回到了急诊,说孩子回家后左侧腮部又疼了,而且中午吃饭的时候疼得张不开嘴。值班医生检查发现,患儿左侧耳下腮部较右侧稍肿胀,查看左侧腮腺导管口发红,立刻安排进行腮腺彩超检查,结果提示左侧腮腺腺体弥漫性炎症。此时,诊断已经很明确了,患儿就是患了“痄腮”,值班医生立即进行了传染病上报和流行病学调查,并给患儿开了清热解毒的中药颗粒和“青黄膏”外敷,建议居家隔离治疗。但家长还是有疑惑,一是孩子已经打过腮腺炎疫苗为什么还会得“痄腮”,二是为什么明明是腮腺炎,也没有发热,却先有头痛和干呕的症状? 面对家长的疑惑,值班医生耐心地进行了解释,原来接种腮腺炎疫苗后,有 7.4% 的概率仍可患病,而且部分腮腺炎患儿会以脑膜炎为首发症状。经过医生的耐心解释,患儿家长也明白了孩子的情况。4 天后,家长再次带孩子来医院的发热门诊复诊,患儿腮部肿痛痊愈,病程中也未出现发热和其他症状,家长对首诊的急诊医生很是满意和感激。

(二)案例所反映的知识内容

1. 流行性腮腺炎的概述　流行性腮腺炎是由腮腺炎病毒所致的小儿常见急性呼吸道传染病,又称“痄腮”,一年四季均可发生,冬春季节最为多见。任何年龄均可发病,多见于学龄儿童和青少年,本病传染性较强,易在托幼机构发生流行。临床以发热、耳下腮部肿大疼痛为特征。腮腺炎病毒除侵犯腮腺外,还可侵犯其他腺体和器官,引起脑膜脑炎、睾丸炎、卵巢炎及胰腺炎等。个别患儿会以脑膜炎轻症为主要表现发病,容易造成误诊,中医内外治相结合对本病有较好的疗效。

2. 由疾病特点可能产生的思政要素　①通过本节课的学习,学生了解了国家对传染病的防治政策,了解了流行性腮腺炎的发病特点和预防、隔离措施。②首诊医生的专业能力及认真负责的态度值得学生学习。③学生能认识到中医药治疗本病的优势,增强专业自信心。

二、教学设计与实施过程

(一)思政理念分析

通过学习本案例,学生明白了掌握腮腺炎的特点及其鉴别诊断的重要性。此外,通过了解本例患儿的治疗,学生认识到中医药治疗本病有着明显的疗效和优势,有助于增强其专业自信和职业荣誉感。

(二)教学方法

1. 讨论式　课堂组织学生讨论,探讨流行性腮腺炎的临床特点、要点,如何准确地判断病情,如何合理地治疗,鼓励学生发表自己的见解,提高分析、处理问题的能力,实现能力目标。

2. 讲解法　结合教材及案例讲解流行性腮腺炎的发病特点(常见症状及并发症等)、

流行病学特征、中医病因病机及辨证论治、诊断、鉴别诊断以及防护和隔离措施。

3.多媒体演示法　通过多媒体课件，将知识点变得更加生动、形象和有趣，帮助学生更好地理解和记忆相关知识内容。

4.情景演绎法　组织学生分组扮演患儿、家长、幼托机构及医生，将案例中场景进行还原，加深对本病的认识。

三、教学效果

（一）教学目标达成度

本案例的教学目标达成度较高。通过学习本案例，学生掌握了流行性腮腺炎的发病特点和发病规律，学会了诊疗必须完善的相关检查及临床意义，并通过课堂讨论将流行性腮腺炎的诊断拓展到与颈部淋巴结炎及其他局部组织肿痛等疾病的鉴别，熟知了流行性腮腺炎临床诊断、中医常证与变证的辨证论治。

（二）案例反思

本案例突出了小儿疾病的不典型性，以及作为儿科医生提升专业素养的必要性，使学生认识到作为一名合格的儿科医师，不仅要掌握常见传染病的特征，还要对不典型病例提高警惕，以免发生误诊误治。

（三）学生反馈

通过学习本案例学习，学生认识到只有全面掌握流行性腮腺炎的特点才能作出准确的诊断和鉴别诊断，而且发现腮腺炎病例后一定要依据我国传染病防治法及时进行网络直报和流行病学调查。此外，通过本例患儿的治疗，学生发现了中医药治疗本病有着明显的疗效和优势。

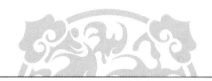

第七章　寄生虫病

虽然小儿寄生虫病目前在儿科临床上已相对少见,但偶尔还会出现因寄生虫病前来就诊的患儿,而寄生虫病在医疗技术尚不发达的年代曾给孩子、家长以及社会带来各种问题。本类病证应用中医药治疗疗效确切,不单纯能解决寄生虫感染的问题,同时也可以解决寄生虫感染后所导致一系列临床症状,因此在此类疾病的防治过程中,中医药起着极为重要的作用。常见的寄生虫病包括蛔虫病、蛲虫病。

当前,中医药治疗寄生虫病已取得了很好的疗效,严重并发症和共患病已显著减少。中医儿科临床治疗寄生虫病主要以中医药为主,紧急及严重情况下可合并西药驱虫药、外科手术等治疗,以辨证施治为主,以驱虫药等药物治疗为辅,在不同的阶段、病情缓急的不同时期联合应用,既能保证确切的疗效,又能最大限度地缩短病程、减少不良反应,同时还可以通过中医药辨证论治减少或减轻并发症,在这个过程中中医药起着重要作用,并且取得了巨大的成就。通过讲授相关案例,学生能充分认识中医儿科学的发展历程,如此一来方能坚定中医文化自信,培养中医思维和中医觉悟。

一、教学目标

1. 知识目标　掌握中医诊治寄生虫病的方法,中医辨证论证方案。
2. 能力目标　检索文献、阅读经典、提高归纳分析的科研能力。
3. 思政目标　融入政治认同、家国情怀、科学精神、法治意识、传统文化、个人素养等内容。

二、相关知识板块的思政元素分析

1. 家国情怀、尊师重道　帮助学生领略中医辨证论治寄生虫病的独特魅力和价值,使其坚定文化信仰,增强文化自信,尊师重道,继承和发扬中医药文化。
2. 科学精神、个人素养　通过温习中医经典古籍,领悟古代医家严谨治学的科学精神,感受传统文化魅力,提高个人素养,提升职业道德修养。
3. 政治认同、法治意识　了解中医儿科对寄生虫病所做的科普工作,了解党和国家为了保障人民的生活环境,制定了一系列关于环境保护的法律法规、推行各类医疗健康知识,如七步洗手法等,同时也为发展和传承好中医药制定了一系列法律法规,使学生确立高度的政治认同,增强法治意识,提升凝聚力,做政治素质过硬、专业技术精湛的中医药传承人。

第一节　蛔虫病

一、案例

（一）案例介绍

中医儿科学上提到小儿脾常不足,容易出现脾系疾病,但除了脾本身及非生物性原因之外,还有寄生虫感染,其中蛔虫病是最常见的一个疾病。蛔虫病感染后不仅会影响到脾胃功能,还会对生长发育等造成严重的影响,甚至可能会导致严重的急腹症造成生命危险。目前由于我国经济的发展,居民都能享有洁净的用水,使得本病在临床上日趋减少,但是作为医学生,依然需要详细了解本病。

◆ 案例　国家卫生保健工作的推进和经济水平发展让反复感染蛔虫的孩子从根本上得到了控制

小米4岁了,家住在农村,由于农村地少人多,经济发展不好,父母只好在外打工补贴家用,他则一直和爷爷奶奶在农村生活,日常生活中爷爷奶奶在田地里干活,他就自己在地头玩耍,一会儿玩玩草,一会儿抓抓蟋蟀,饿了啃一口爷爷奶奶从家里带的干粮,渴了就喝一口爷爷奶奶在田地里的井里打上来的水。结果最近一段时间,吃得不少的他体重不仅没有增加,反而出现了下降,原来红扑扑的脸也变得蜡黄。爷爷奶奶当时也没有在意,只是让孩子多吃点儿。有一天,小米发现自己的大便里有长长的虫子,就告诉了爷爷奶奶,于是爷爷奶奶就带着小米来到了医院就诊。医生看了看小米的情况,又给小米做了一个大便常规,发现里面有蛔虫卵,然后告诉爷爷奶奶,孩子是感染了蛔虫,得了蛔虫病。病情明确了,就告诉爷爷奶奶要给孩子吃点儿驱蛔虫的药物,同时注意饮食卫生和日常生活卫生,比如饭前便后要洗手,喝烧开的水,瓜果蔬菜吃之前要记得用水洗洗等。爷爷奶奶一方面答应着,另一方面也很为难,农村的农活很多,也很难有专人看护孩子,孩子在半晌饿的时候都是随手拿东西吃,而且每次洗手都需要从井里提水,哪来得及洗手。因此尽管病情明确了,但是爷爷奶奶忙着家里家外的各种活儿,加上父母在外打工,也没有人抽时间专门照顾小米,结果造成小米反复感染,面黄肌瘦,严重营养不良。

后来国家经济发展起来了,小米村里也建起了很多工厂,小米的爸爸妈妈在外面挣得没有在家里的工厂挣得多,于是小米爸爸妈妈就商量着回来,在家附近找了份工作,除了能有稳定的收入外,还能每天看到小米。由于工厂的务工人员孩子较多,由乡里、村里和工厂共同努力,在政府和教育部门的支持下,小米的村里开设了一家幼儿园,同时由于工厂的需求,小米的村里也铺设了自来水管道。由于有了幼儿园,小米不用天天在田间地头玩泥巴、吃手,加上幼儿园的老师天天教育孩子要饭前便后洗手、不吃没有洗过的瓜果蔬菜、喝煮开的水等健康知识,而且回家开水管就能洗手,小米玩泥巴、吃手、不洗手的习惯改变了。加上村里的医务室定期给小米他们做体检,发现有感染就及时给予驱蛔虫治疗,小米的大便里再也没有出现过长长的虫子了。但是由于小米感染蛔虫的时间太长,营养不良还没有得到有效的改善,因此医生除了驱虫之外,还告诉小米的爸爸妈妈爷爷奶奶,除了注意卫生外,还需要给小米吃点儿健脾胃的中药。由于担心费用的问题,小米的家人有点犹豫不决,后来经医生介绍才知道,国家的医保对儿童也有很好的报销政策,因此在医生的指导下,借助中医药,小米的脾胃功能明显得到了提高。加上家庭的收入高了,家里的餐桌上的肉蛋奶等也逐渐出现得越来越多,没过多久,小米的体重也增加了,小脸也变得红扑扑的,到村里的医务室检查后,发现小米已经不再有营养不良的情况了。

(二)案例所反映的知识内容

1. 蛔虫病的概述 蛔虫病是感染蛔虫卵引起的小儿常见肠道寄生虫病,以脐周疼痛、时作时止、饮食异常、大便下虫或粪便镜检有蛔虫卵为主要特征。蛔虫,古又称"长虫""蛕虫""蛟蛕""蚘虫"。成虫寄生小肠,劫夺水谷精微,妨碍正常的消化吸收,严重者影响儿童生长发育。本病无明显的季节性。农村感染率高于城市,这与粪便污染和卫生习惯不良有密切关系。小儿由于脾胃薄弱,未养成良好的卫生习惯,故感染率高于成人,尤多见于3~10岁的儿童。

2. 由疾病特点可能产生的思政要素 蛔虫病多与不良的卫生习惯有关,也与周围的卫生条件有关。之前的农村卫生条件多较差,家长对孩子的卫生习惯培养也不重视。随着国家经济好转以及城镇化的政策,卫生条件较前大大改善,这是本病减少的重要原因。

二、教学设计与实施过程

(一)思政理念分析

1. 本病为慢性病,病程长,易反复感染,给患儿及家属带来严重的心理压力和身体影响。从这个层面出发有两个方面容易结合思政内容。一是国家的卫生保健工作全面覆盖,让儿童和家庭有足够的卫生保健条件。二是国家的经济发展使得儿童和父母更注重卫生条件。

2. 在本病的治疗中驱虫是一线药物,但其作用较为单一,不能起到健脾等作用。为了避免这些情况,医生不断地学习,探索新的治疗方案提高儿童营养水平,尤其是中医中药在治疗本病中的作用,尝试采用中西医结合的治疗使儿童尽快达到营养均衡的情况。从本层面来说,思政的点就是医生为了儿童的健康不断地探索,攻克难题,运用中医中药来帮助儿童尽快补充营养。

3. 通过温习中医古代经典古籍,尤其是伤寒论、温病学等相关著作,领悟古代医家的科学精神,感受传统文化魅力,提高个人素养,提升职业道德修养。

4. 了解政府为人民服务的初心,不断制定相应的政策解决问题,展示党和国家为了环境保护、医保全覆盖所制定的一系列政策,使学生确立高度的政治认同,提升凝聚力,力争做政治素质过硬、专业技术精湛的中医药传承人。

（二）教学方法

1. 讨论式　课堂组织学生讨论，从儿童生理病理特点及环境等方面探讨蛔虫病的发病原因以及预防措施，鼓励学生发表自己的见解，提高分析、处理问题的能力，实现能力目标。

2. 问答式　通过提问蛔虫病相关的内容，让学生了解蛔虫病的特点。比如哪些症状属于特异性的症状，哪些症状其他疾病也可以见到，如何鉴别等。

3. PBL 法　通过抛出问题，比如蛔虫病的儿童如何进行早期鉴别以及如何鉴别其共患病等，这些共患病和儿童的哪些生理病理特点有关。再结合中医诊断学相关的内容进行讲授，通过对蛔虫病内容的讲解，让学生理解授课内容。

4. CBL 法　通过提供病例，学生对蛔虫病有了一个直观的认识，并且通过对病例的介绍，学生了解了蛔虫病可能出现的不同并发症。

5. 翻转课堂　本病是一个相对容易理解的疾病，通过学生自主学习并且进行讲授的过程，能加深对相关知识的理解。

三、教学效果

（一）教学目标达成度

通过多媒体展示、案例分析、课堂讨论等教学方法的实施，本案例的教学目标达成度较高。学生通过学习蛔虫病及其思政案例，在理论知识体系之外对疾病产生的家庭及社会影响有了进一步的了解。通过网络搜索方法检索国家相关政策，讨论治疗疾病过程中中医药的优势，领略中医的独特魅力和价值，坚定文化信仰。同时，学生通过讨论和归纳总结，提高分析、处理问题的能力，实现知识目标和能力目标。最后，通过学习党和政府制定的卫生健康、医疗科普、医保方针政策，培养学生爱国拥党，强化其政治信念，树立继承和发展中医药事业的坚定信念，实现育人目标。

（二）案例反思

本案例的教学效果较为理想，但仍有改进空间。在今后的教学中，可以进一步拓展古代医学文化的内容，增加一些实践环节，让学生更好地理解和掌握蛔虫病的防治方法。同时在案例分析过程中可以更加注重学生中医临床思维能力的培养和提高。本案例实施过程采用多媒体展示、案例分析、课堂讨论等教学方法，学生能够积极参与教学过程，发表自己的看法和见解，提出问题和建议，表现出较高的自学能力和学习积极性。因临床知识的薄弱和对医保政策的不理解，对扩展出的医保政策优势认同感相对减弱，需要更加注重培养学生的创新思维能力和自主学习能力，鼓励学生提出自己的观点和见解，允许批判和质疑，培养学生独立思考能力。

（三）学生反馈

通过学习这个案例，学生更加深入地了解了疾病的预防是重中之重，中医药在防治疾病、治疗并发症中的重要作用，坚定了继承和发展中医药事业的信念。同时也让学生更加深入地思考中医药在现代社会中的发展和应用，坚定理想信念，对于其未来的学习和职业发展有很大的启示。

第二节 蛲虫病

一、案例

（一）案例介绍

在肾系疾病章节里介绍尿频的原因时,很重要的一个原因是下焦湿热,多数人想到的就是小孩子不注意卫生,坐卧湿地,湿热上行所导致的;还有一个原因容易被忽视,就是蛲虫感染。小小的寄生虫在夜间爬到肛门周围产卵,也会到爬到泌尿道口引起上行感染。而要避免这种情况,就需要在卫生习惯上多加注意。

◆ **案例 改善卫生习惯让反复感染蛲虫的孩子从根本上得到了控制**

朵朵是个可爱的小姑娘,今年3岁了,平时和爷爷奶奶住在农村。白天爷爷奶奶把朵朵带在身边,饿了就吃点儿爷爷奶奶从家里带的干粮,晚上爷爷奶奶忙完后赶紧回家做饭,等做好饭了,朵朵也饿得不行,来不及洗手就直接拿起馒头就吃,吃完赶紧睡觉。最近一段时间爷爷奶奶发现朵朵睡觉经常睡不安稳,而且入睡后会不停地抓挠屁股,爷爷奶奶也没有太在意。结果最近几天朵朵觉得屁股痒得睡不着,不停地用手抓挠,而且出现了吃饭不好、体重下降的情况,有时候还说肚子疼。爷爷奶奶给朵朵吃了鸡内金,效果也不好,于是就带着朵朵来到了医院。医生用棉签在朵朵的肛门周围擦了擦,到实验室一检查,发现有蛲虫卵了。然后告诉爷爷奶奶,朵朵是得了蛲虫病。医生给朵朵开了点儿口服和涂抹的药膏,还告诉爷爷奶奶要注意卫生。原来蛲虫病是通过粪-口传播的。由于洗手不方便,加上朵朵没有养成饭前便后好好洗手的好习惯,一些蛲虫卵附着到朵朵手上或指甲缝里,朵朵在吃东西的时候不小心把蛲虫卵吃了进去。这样蛲虫卵就会在朵朵肚子里孵化出来,等朵朵晚上睡着后,它们爬到朵朵的肛门周围产卵,会造成肛周和会阴部奇痒无比,孩子在抓挠过程中把蛲虫卵带到别的地方。有时候挠破了皮肤和黏膜,孩子会疼得睡不着或睡不安稳,还会引起严重的消化不良、腹痛,甚至有的孩子还会出现阑尾炎、阴道炎、尿道炎等疾病,严重影响孩子的健康。

那如何预防呢? 主要是让孩子养成勤洗手、饭前便后好好洗手的好习惯,同时孩子的内衣也要定期消毒,比如通过消毒剂或开水煮沸消毒等。之前爷爷奶奶平时农活比较多,做饭洗衣服等家务活就没有足够的时间做了。但是随着国家农业科技的发展,目前农村很多的活都可以通过机器完成了,这样大大减少了爷爷奶奶的农活工作量,让爷爷奶奶有更多的时间照顾朵朵,而且国家还给农村建了自来水厂,让每家每户打开水管就能流出干净的自来水,这样爷爷奶奶可以帮朵朵养成勤洗手的好习惯。而且由于国家经济形势越来越好,在外务工的爸爸妈妈挣钱后也给家里买了一台全自动的洗衣机,里面还带加热消毒功能。这样除了洗手之外,爷爷奶奶能每天把朵朵需要换洗的衣服轻松地洗好晾干。还有最容易传播蛲虫卵的床单、被罩等,由于这些都是大件物品,原来奶奶洗的时候很累,所以洗床单被罩的次数就少,现在也能经常清洗消毒并及时晾干了。经过医生的治疗,加上爷爷奶奶也学习了很多预防的方法,朵朵很快就不再有屁股痒和肚子疼的情况了,而且吃得好、睡得香,很快就长得白白胖胖的了。

（二）案例所反映的知识内容

1.蛲虫病的概述　蛲虫病是由蠕形住肠线虫（简称蛲虫）寄生人体所致的小儿常见肠道寄生虫病,以夜间肛门及会阴部瘙痒,并见到蛲虫为特征。蛲虫色白,形细小如线头,俗称"线虫"。西医学亦称之为蛲虫病。本病无明显的季节性。蛲虫卵对外界的抵抗力强,易于传播,患者是唯一的传染源。感染方式可经肛门—手—口直接感染,或人群之间相互传染,在幼儿园等集体儿童机构或家庭中,容易造成反复互相传播。儿童感染率高于成人,2~9岁儿童感染率最高,尤以集体机构中的儿童高发。蛲虫的寿命不超过2个月,如果无重复感染可自行痊愈。因此,本病强调预防为主,防治结合,杜绝重复感染,否则药物治疗也不易奏效。

2.由疾病特点可能产生的思政要素　蛲虫病并不像蛔虫病那样为人们熟知,其症状也与一般的营养不良症状不同。因此,要加强本病的宣教,提高人们的防范意识,改善卫生习惯。

二、教学设计与实施过程

（一）思政理念分析

1.本病为卫生习惯不良所致,尤其是低龄儿童如果不注意手部卫生,夜晚蛲虫爬到肛门处产卵就会引起屁股瘙痒,导致睡眠时不由自主地挠屁股,脏手又容易揉鼻子嘴巴,引起反复感染,家长也应该重视。从这个层面出发有两个方面容易结合思政内容。一是关于本病的科普知识的宣传。二是父母对孩子卫生习惯的关注,要做到勤换内衣内裤以及被褥。

2.针对本病的治疗与预防,注意吃药仅仅是一个方面,每天的内衣内裤及被褥的日晒和消毒也十分重要。因此,要让学生了解某些疾病的治疗除了药物之外,护理也必不可少,从而提升其职业道德修养。

（二）教学方法

1.讨论式　课堂组织学生讨论,从发病的特点及卫生习惯的培养等方面探讨蛲虫病的发病原因、护理上的细节,以及注重预防的重要性,鼓励学生发表自己的见解,实现能力目标。

2.问答式　蛲虫病的发生及传播过程有其自身的特点,尤其是低龄儿童也有其独特的症状。通过提问蛲虫病相关的内容,让学生了解蛲虫病的特点,如哪些症状属于特异性的症状,哪些症状其他疾病也可以见到,如何鉴别类似疾病如肛周湿疹等。

三、教学效果

（一）教学目标达成度

本案例的教学目标达成度较高。通过学习本案例,学生掌握了蛲虫的发病特点和发病规律,掌握了诊疗蛲虫病需要询问的病史和必须要做的体格检查及化验分析,并通过课堂讨论将蛲虫病的发病特点及传播过程与其他寄生虫病的诊断及防治进行鉴别。

（二）案例反思

本案例突出了科普工作的重要性和必要性，便于学生更好地理解和掌握蛲虫病的防治方法。同时在案例分析过程中注重引导学生在与家属沟通时要更加注意细节。

（三）学生反馈

通过学习这个案例，学生更加深入地了解了疾病预防的重要性，以及为了儿童的健康成长，医务工作者在卫生健康知识的宣传上仍然任重道远。学生要学会借助网络工具进行疾病的宣传，增加家长的卫生知识，使其在生活细节上更好地照顾孩子。

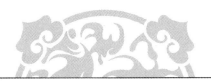

第八章　初生儿疾病

初生儿疾病包括胎怯、硬肿症、胎黄和脐部疾患，随着医疗卫生条件和居民生活水平的提高，这些疾病的发生率已经明显降低。中医药治疗初生儿疾病、尤其是胎黄、历史悠久、经验丰富，已取得较好的疗效，严重并发症和迁延病例已显著减少，特别是在降低核黄疸的发生率方面，中医药发挥着重要价值。

一、教学目标

1. 知识目标　掌握胎黄的概念、生理性胎黄与病理性胎黄的诊断及区别。掌握病理性黄疸的主要原因、病机、辨证要点及治疗原则。

2. 能力目标　能够根据临床表现及实验室检查结果进行胎黄的诊断，以及生理性胎黄和病理性胎黄的鉴别。

3. 思政目标　胆红素脑病属于胎黄重症，严重威胁患儿生命及生活质量，给患病家庭和社会带来巨大的心理负担和经济负担。为了降低胆红素脑病致残率及致死率，需要了解我国古代医家对于本病的认识及治疗，以及近现代的医者在本病治疗中的重大创新与突破，更重要的是了解国家在医保慢病方面与本病相关的优惠政策，以及中医中药与现代疗法相融合在本病的治疗中发挥的重要作用。

二、相关知识板块的思政元素分析

1. 生命教育　新生儿黄疸可能会引起严重的并发症，甚至危及生命。因此，家长和医护人员需要了解疾病的相关知识，掌握正确的治疗方法，并积极预防疾病的发生。这就需要进行相关的生命教育，提高人们的健康意识和生命保护意识。

2. 社会责任　在面对新生儿黄疸时，医护人员需要积极履行自己的职责，提供高质量的医疗服务，确保患儿的安全和健康。此外，政府也需要出台相应的政策和措施，促进医疗技术的进步和医疗资源的合理分配，为患儿提供更好的医疗保障。

3. 人文关怀　新生儿黄疸需要进行长期的观察和治疗，这不仅需要医护人员的专业知识和技能，还需要给予患儿和家属充分的关怀和支持。这就需要提倡人文关怀，注重患儿及家属的心理健康和情感需求，为他们提供周到的服务和帮助。

4.科技创新　新生儿黄疸的治疗需要依靠现代医学的科技手段和创新技术。因此，需要加强对医学科研的支持和投入，推动医学进步和创新，提高医疗水平和治疗效果。

胎　黄

一、案例

（一）案例介绍

胎黄是新生儿常见的一种疾病，大部分新生儿黄疸的预后是良好的，通常在出生后几天或几周内会自行消退。对于轻度到中度的黄疸，可以通过适当的观察和治疗来帮助患儿恢复健康。而对于严重的黄疸，则需要积极治疗，如果新生儿黄疸没有得到及时治疗，可能会引起一系列的并发症。比如，高胆红素血症可以导致脑损伤和智力障碍，严重影响患儿的身心健康，也会给患儿的家庭带来沉重的经济负担。

◆ **案例1　国家医保惠民政策的普及让核黄疸后遗症的孩子得到很好的康复治疗**

熙熙是一个3岁的小姑娘，三年前第一次到康复病区就诊。她的妈妈瘦瘦小小的，肩膀上背着一个布袋子，一只手吃力地抱着她，另一只手拉着一个大大的行李箱，办理住院后，医生给孩子做完基本的检查，查阅了既往住院的病历后，发现熙熙是一名核黄疸后遗症的孩子，目前智力低下，生长发育落后明显，3岁了仍然不会独站、独走，不会说话，手足徐动明显。基于对这个病的了解，医生都认为坚持全面康复治疗，在一定程度上可以改善熙熙的预后，也就是所谓的"足量，足疗程"，而且是越早越好。医生和孩子妈妈沟通了康复治疗的方案以及大概所需费用。孩子妈妈一脸窘迫，为难地看着医生说："医生，我知道你说的都是为了孩子好，我是她妈妈，没有谁比我更希望孩子能快点好起来了。可是每月坚持来康复确实做不到……"孩子妈妈说到这里，低下了头，很快又抬了起来看了看医生，继续说道："医生，给孩子做康复治疗，1个月大概需要1万元左右，这次住院的钱还是孩子爸爸打三份工攒了快2个月才凑出来的，因为孩子常年生病花钱，家里房子早就卖掉了，亲戚朋友也是能借的都借遍了，但我和孩子爸爸不甘心，不舍得放弃，所以想办法凑够一次住院费了就过来做做治疗。"

医生听到这里明白了，深刻地体会到因病致贫无钱治病的无奈与心酸。普通的新农合医保在省级医院报销比例下降，住一次院下来仍然需要自费很多。高昂的康复费用使很多原本并不富裕的家庭雪上加霜。

医生只能用苍白的语言安慰她，既然来了就好好治疗。

出院的时候医生嘱咐她回去休息半个月左右再回来继续康复，熙熙妈妈勉强笑笑没有接话。结果，转折就发生在4个月之后。

4个月后的一天，熙熙妈妈抱着熙熙从门口走进来，她高兴地说："医生，我有钱了，以后就可以连续给孩子做康复治疗了。国家现在有扶贫政策，我们家被列为贫困户，不仅家里的两间瓦房翻新成平房，而且孩子看病贵的问题也给解决了。说是我们去医院新农合给报销完之后剩下的还可以再报销,整个下来基本上就不用花啥钱了,以后孩子的病有着落了。"

听完熙熙妈妈的话,看着她脸上的笑容,虽然生活给了他们诸多苦难,但依然有一束光照进了她心里。后来连续积极的康复训练加上针灸、中药的应用,熙熙逐渐可以慢慢独走,智力有了一定程度的提升,也会叫"爸爸""妈妈"了,她的"新生"正是国家医保惠民政策以及精准扶贫政策的意义所在。

医保惠民政策的普及,解决了很多像熙熙这样需要长期求医问药的孩子看病难、看病贵的问题,为很多因病致贫的家庭带来了希望。

◆ 案例2 不断创新提高疗效,联合现代医疗技术降低胆红素脑病致残/致死率

据《隋书》记载,隋文帝杨坚的儿子在出生后不久就出现了黄疸,引起了杨坚和后宫的担忧。当时的医生认为孩子需要接受严格的饮食管理,并且应该避免过度劳累。然而,这些治疗方法并没有奏效,孩子的黄疸症状没有改善。在孩子的情况变得更加危急之后,杨坚打破传统,亲自照料孩子,采取了一系列的措施进行治疗。他每天亲自喂孩子喝母乳,并给孩子服用利湿退黄的中药。此外,杨坚还让孩子晒太阳。最终,孩子的黄疸症状得到了缓解,康复了。

当血清胆红素水平大于 25 mg/dL(428 μmol/L)时,即存在胆红素脑病的风险,这是胎黄的重症表现,也是胎黄发生致残/致死的重要原因,那么在临床工作中如何有效遏止血清胆红素水平的快速升高,甚至对于胆红素水平已经超过 25 mg/dL 的患儿如何快速降低其血清胆红素水平,预防脑损伤的发生,从而降低胎黄的致残/致死率是非常关键的。

在 19 世纪之前,脐静脉换血疗法还未出现,重症的新生儿溶血性黄疸不能够得到迅速有效的治疗,很多孩子进展至胆红素脑病,造成了永久性的脑损伤,产生了一系列的后遗症,严重影响患儿的生长发育和身心健康,也给患儿家庭带来了沉重的经济负担。这样的状况直到林巧稚院士的出现才得到了明显的改善。

林巧稚院士是一名妇产科医生,她是中国现代妇产科奠基人、北京协和医院首位中国籍妇产科主任,被誉为"万婴之母",亲自接生和救治了数以万计的婴儿。脐静脉换血疗法正是由林巧稚院士创新性地提出并应用于新生儿溶血性黄疸的治疗,挽救了大量患儿的生命,降低了胆红素脑病后遗症的发生率。而思思正是脐静脉换血疗法的获益者之一。

那是去年的春天,思思出生在家乡的县妇幼保健院,出生时体重偏低,只有 4 斤多,而且不幸的是出生后不到 24 小时又出现了全身性的黄疸,生命危在旦夕,被紧急转入省级三甲医院进行治疗。

经过紧急的采血化验,思思的胆红素水平已突破了 500 μmol/L,随时有脑损伤发生的风险,且结果提示孩子患有新生儿溶血症,于是新生儿科的主任告知家长:"需要立刻进行全身换血"。孩子的病情刻不容缓,与家长沟通后当晚医护团队就启动换血操作,在近 2 个小时内,为患儿经脐静脉换血 337 mL,从死神手中成功抢回了孩子的生命,其后在换血疗法的基础上同时采用中药口服和中药药浴熏洗等中医特色疗法,使思思的病情很

快得到了控制,也没有出现大家都无比担心的抽搐、昏迷等神经系统损伤的表现。

1年后的今天,曾经的新生儿溶血症患者思思在妈妈的带领下来到医院看望并感谢当年挽救她生命的新生儿科的叔叔阿姨们,感谢她们"换血重铸生命,爱心创造奇迹"之恩。思思蹒跚的脚步,"姨姨"的稚言稚语温暖了医护人员的心。而思思之所以能够恢复得这么好,要归功于现在医学技术的发展,以及中西医结合的恰当疗法。中医药在继承的基础上,不断创新,为降低胆红素脑病致残/致死率做出了巨大的贡献,挽救了更多患儿的生命。

(二)案例所反映的知识内容

1. 胎黄的概述　胎黄是与胎禀因素有关的病证,以婴儿出生后皮肤面目出现黄疸为特征,故称"胎黄"或"胎疸"。《诸病源候论》中已有胎疸的论述,此后,历代古医籍中也有论述,如《活幼心书·卷中》曰:"有婴孩生下便见遍体俱黄,惟两目弦厚如金色,身发肚热,名曰胎黄"。西医学称本病为新生儿黄疸,包括了新生儿生理性黄疸和血清胆红素增高等一系列疾病,如溶血性黄疸、胆道畸形、胆汁瘀阻、肝细胞性黄疸、败血症等。中医学不仅有很多治疗病理性黄疸的方法,近年来,在预防病理性黄疸、中医学治疗病理性黄疸的机制等方面也有很大的进展。

2. 由疾病特点可能产生的思政要素　①胎黄又称新生儿黄疸,可分为生理性胎黄、病理性胎黄,黄疸轻则可有轻微食欲不振无其余不适,重则可能会损害中枢神经系统,遗留后遗症,给患儿及家属带来沉重的经济及心理负担。从这个层面出发有两个方面可结合思政内容进行论述。一是国家的医疗社会保障政策更加全面,患儿及家属可享受更高的报销政策,大大减轻家庭负担,避免了因病致贫,因病返贫。二是社会应对胎黄遗留后遗症的患儿及家属给予更多的关爱。②本病较轻者一般不需要特殊治疗,较重者可给予中药、推拿、针灸、西药、光照疗法等多方面联合治疗。胆红素脑病是胎黄重症,也是胎黄致残/致死的重要原因,近现代医学的发展、换血疗法的创新性应用,大大降低了核黄疸的发生率。本层面思政的点就是医生为了患儿的健康不断地探索,迎难而上,运用中医中药使此疾病治疗多样化,且卓有成效。

二、教学设计与实施过程

(一)思政理念分析

1. 本病的案例突出了新生儿黄疸并发症——胆红素脑病对患儿的身心健康带来的巨大影响,以及后期漫长的康复治疗给患儿家庭带来的经济负担和心理压力,帮助学生在掌握新生儿黄疸诊断及治疗的知识之外,了解胆红素脑病对儿童自身及其家庭、社会产生的重要影响,帮助学生理解国家医保惠民政策的初心,并且深刻认识到中医治疗胎黄自古至今的演变历程,坚定文化自信。隋文帝以及林巧稚的的案例则又强调了创新在新生儿黄疸治疗中的重要作用,这两个案例帮助学生在掌握新生儿黄疸的治疗知识的同时,更能意识到不断创新方是医学发展的必然之路,要在传承精华的基础上结合现代科学技术,更好地为解除患儿病痛做出贡献。

2. 通过温习中医古代经典古籍,领悟古代医家的科学精神,感受传统文化魅力,提高个人素养,提升职业道德修养。

3.了解政府为人民服务的初心,不断制定相应的政策解决问题,展示党和国家为了医保全覆盖所制定的一系列政策,使学生确立高度的政治认同,提升凝聚力,做政治素质过硬、专业技术精湛的中医药传承人。

(二)教学方法

1.通过多媒体手段简单展示胎黄的相关史料记载,引导学生深入了解古代文化和历史。

2.通过案例分析,学生了解了胎黄的基本知识,及其重症对儿童身心健康的影响。新生儿黄疸可能会引起严重的并发症,甚至危及生命。因此,家长和医护人员需要了解疾病的相关知识,掌握正确的治疗方法,积极预防疾病的发生。这就需要医护人员进行相关的生命教育,提高人们的健康意识和生命保护意识。

3.通过课堂讨论和互动,学生分享了自己对于这两个案例的理解和看法,培养了学生的表达能力和批判性思维。

三、教学效果

(一)教学目标达成度

本案例的教学目标达成度较高。学生通过学习胎黄及相关思政案例,在理论知识体系之外对疾病产生的家庭及社会影响有了进一步的了解。通过学习胎黄相关的古代史料,讨论治疗疾病过程中中医药的优势及演变历程,能够深入理解中医药在胎黄治疗过程中的重要地位,领略中医的独特魅力和价值,坚定文化自信。同时,学生通过讨论和归纳总结,提高分析、处理问题的能力,实现知识目标和能力目标。最后,通过学习党和政府制定的医保方针政策,培养学生爱国拥党,强化其政治信念,树立继承和发展中医药事业的坚定信念,实现育人目标。

(二)案例反思

本案例的教学过程中也存在一些不足之处,需要进行反思和改进。虽然胎黄是新生儿常见疾病,但对于学生来说见到新生儿的机会不多,对于本病的认识相对不足,尤其对胎黄的重症——胆红素脑病的认识就更加薄弱。因此,关于诊断及临床表现要点在课堂讲授时须反复强化。因基础知识的薄弱,对扩展出的医保政策优势对胆红素脑病恢复期患儿带来的帮助认同感相对减弱。此外,需要更加注重培养学生的自主学习能力,鼓励学生提出自己的观点和见解,允许批判和质疑,培养学生独立思考能力。

(三)学生反馈

通过学习这些案例,学生更加深入地了解了胎黄在新生儿疾病中的重要性,大多数学生对本案例的教学内容表示认可,认为通过学习不仅了解了古代历史文化,也系统掌握了胎黄相关的专业知识内容。虽然医学技术已经有了很大的进步,但胆红素脑病仍时有发生。因此,医生在治疗疾病的同时应提升科普宣传能力,加深大家对胎黄的认识。针对案例学生也提出了一些建议和意见,如加强课堂互动、增加实践环节等,为今后的教学提供了参考。

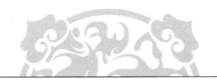

第九章　其他疾病

本章采用案例教学方法，深入剖析原发免疫性血小板减少症、过敏性紫癜、传染性单核细胞增多症和皮肤黏膜淋巴结综合征等疾病的实际病例。通过真实案例，学生将更直观地理解这些疾病的临床表现、诊断思路和治疗策略，从而提升临床实践能力。

一、教学目标

1. 知识目标　掌握中医诊治原发免疫性血小板减少症、过敏性紫癜、传染性单核细胞增多症及皮肤黏膜淋巴结综合征的方法。理解并应用中医辨证论证方案。

2. 能力目标　培养检索文献、阅读经典、归纳分析的科研能力。

3. 思政目标　加深政治认同，培养家国情怀；弘扬科学精神，增强法治意识；传承传统文化，提升个人素养。

二、相关知识板块的思政元素分析

1. 政治认同与家国情怀　在学习过程中，学生会接触到大量关于国家医疗卫生政策、法律法规以及公共卫生体系的内容。通过了解国家在保障人民健康、防控疾病等方面的努力和成就，学生能够加深对政治制度的认同，培养对国家和民族的归属感和自豪感。同时，这些疾病的治疗和预防也离不开社会各界的共同努力，这有助于学生形成大局意识和协作精神，积极投身到国家医疗卫生事业中去。

2. 科学精神与法治意识　这些疾病的治疗和预防需要遵循科学的原则和方法。通过学习中医辨证论证方案等科学知识，学生能够培养起严谨、求实的科学态度，形成科学思维方式和行为习惯。同时，在医疗实践中，医务工作者还需要严格遵守医疗法律法规和职业道德规范，尊重患者的知情权和自主权，保障患者的合法权益。这有助于学生形成法治意识和规则意识，为未来的医疗工作奠定坚实的法律基础。

3. 传统文化与个人素养　中医作为中国传统文化的重要组成部分，在这些疾病的治疗中发挥着独特的作用。通过学习中医理论和实践技能，学生能够深入了解中国传统文化的博大精深和独特魅力。同时，中医所倡导的"仁、义、礼、智、信"等价值观念以及"望、闻、问、切"等诊疗方法也蕴含着丰富的人文精神和职业素养要求。这有助于学生提升个人素养和职业道德水平,成为既有医学专业技能又具备良好思想道德品质的优秀医学人才。

第一节 原发免疫性血小板减少症

一、案例

(一)案例介绍

◆ 案例 抗病歌后志坚强,云淡风轻谈病痛

歌坛巨星田震与病魔抗争二十余年。田震这个名字,在二十年前的内地流行乐坛如雷贯耳,和毛阿敏、王菲三足鼎立。从《执着》到《野花》,从《爱不后悔》到《风雨彩虹铿锵玫瑰》,她沙哑的烟嗓和独特的唱法俘获众多歌迷,无数经典歌曲传遍大街小巷。然而,2015年,网上突然传开"田震生病,退出歌坛"的消息,很多歌迷不敢相信,甚至失声痛哭。事实上,早在1998年,田震就被查出患有"原发免疫性血小板减少症"。

原发免疫性血小板减少症是一种器官特异性自身免疫性出血性疾病,它导致人体产生抗血小板自身抗体,使得单核巨噬细胞系统破坏血小板过多,从而导致血小板减少。这种疾病的发病原因尚不完全清楚,发病机制也未完全明确。尽管它不像白血病那样可怕,但它发病突然且容易误诊,因此具有一定的危险性。

从医生口中得知消息的那一瞬间,田震自己也完全不敢相信在人们心中坚强如铁的"女汉子",竟然会被病痛击倒。田震选择减少演出,留在家中安心治疗。她表示,这个疾病让她重新审视了自己的生活方式,并改变了很多。她以前的生活方式可能是在"挥霍生命",而这场病让她意识到要更加珍惜和照顾自己的身体。

田震的病情曾经一度传出恶化,甚至有传言称她将无限期退出歌坛。然而,她后来亲自澄清说,病情并没有那么严重,现在已经好转。虽然她的身体状况有所改变,但她仍然热爱音乐,并在适当的时候复出,继续她的歌唱事业。

此后许久,当再次在媒体面前谈及这场大病的时候,田震总是云淡风轻。但只有她自己知道,与病魔抗争是一种多么痛苦和绝望的经历。

(二)案例所反应的知识内容

1. 原发免疫性血小板减少症的概述 原发免疫性血小板减少症既往亦称特发性血小板减少性紫癜,是小儿常见的获得性自身免疫性出血性疾病,临床以皮肤、黏膜出现瘀点瘀斑、压之不褪色,血小板减少,出血时间延长和血块收缩不良为特征。原发免疫性血小板减少症主要发病机制为机体对自身抗原的免疫失耐受,导致免疫介导的血小板破坏增多和巨核细胞产血小板不足。激素疗法(如糖皮质激素)是原发免疫性血小板减少症的常用治疗方法,但长期使用激素可能会有多种不良反应,包括毛发增多、脸部发胖等。中医认为原发免疫性血小板减少症可能与气血不和、肝肾亏虚等因素有关,治疗中常采用活血化瘀、补益肝肾等方法。在本案例中,原发免疫性血小板减少症虽然不直接影响人体的声音,但患有该病的人可能会感到疲劳、无力,容易受伤和出血。这些症状可能会影响演唱能力和表演状态,所以一代歌后不得不减少演出和活动。中医药治疗原发免疫

性血小板减少症,虽见效稍慢,但不良反应远较西药中糖皮质激素和细胞毒类药物少。疗程一般需要两个月到半年,难治病例需要长期调治。如遇大出血危重病例,采用中西医结合治疗,可提高救治成功率。

2. 由疾病特点可能产生的思政要素 ①本病血小板较低时有鼻出血、吐血等出血风险,需要医生临危不乱,冷静应对,掌握扎实的理论基本功,能够处理各种紧急情况。从本层面来说,思政的点就是医生要有扎实的临床水平,才能更好地发挥救死扶伤的职责。②在本病的治疗中糖皮质激素是常用药物,但其不良反应也十分令人担忧,尤其是一些病情多次反复的患儿由于长期服用激素,身体会产生明显的变化,如身材矮小、肥胖,甚至出现骨折。为了避免这些情况,医生不断地学习,探索新的治疗方案以减少激素的使用,尤其是发挥中医中药的作用,尝试采用中西医结合的治疗使患儿出现更少的不良反应,减少复发的可能。从本层面来说,思政的点就是医生为了患儿的健康不断地探索,攻克难题,运用中医中药减轻西医的不良反应,减少疾病反复发作,增加学生专业自信。

二、教学设计与实施过程

(一)思政理念分析

该思政案例以知名歌手被迫退隐为主题,引导学生了解、认识原发免疫性血小板减少症以及因此产生的不良反应,教师可以根据学生的实际情况和需求,制订相应的教学计划和方案。例如,教师可以安排学生分组合作,通过查阅文献、整理资料、制作 PPT 等方式进行探究学习,培养团队协作能力。同时,教师也可以通过课堂讲解、案例分析、课堂讨论等方式,帮助学生更好地掌握相关知识和技能。通过本案例,可以从思政角度提炼出以下几个理念。

1. 生命至上,健康第一 在案例中,田震在得知自己患病后选择减少演出,留在家中安心治疗。这一决定体现了她对生命的尊重和珍视,凸显了生命至上、健康第一的理念。这告诉学生,无论身处何种境地,都应该重视和关爱自己的身体健康,因为健康是生命的基础和前提。

2. 坚韧不拔,勇敢面对 田震在面对疾病和困难时,并没有选择逃避或放弃,而是选择勇敢面对,积极治疗。这种坚韧不拔的精神,体现了她对生活的热爱和对挑战的勇敢面对。这告诉学生,无论遇到什么困难和挑战,都应该保持积极向上的心态,勇敢面对,并努力寻找解决问题的方法。

3. 珍惜当下,活在当下 田震在患病后,意识到要更加珍惜和照顾自己的身体,改变了以前可能存在的"挥霍生命"的生活方式。这告诉学生,应该珍惜当下、活在当下,珍惜所拥有的每一刻,不要等到失去后才后悔莫及。

4. 真诚待人,直面问题 田震的性格直率,敢于直面问题,不畏惧挑战和批评。这种真诚待人的态度,让她在面对疾病和困难时,能够坦诚地面对自己的情况,并寻求合适的治疗方法。这告诉学生,应该真诚待人,敢于直面问题,不逃避、不隐瞒,这样才能更好地解决问题,实现自我成长。

(二)教学方法

1. PBL 教学法 课前布置作业,预习"原发免疫性血小板减少症"章节内容,整理该病的不良反应及治疗方法。

2. 多媒体教学法 在讲授原发免疫性血小板减少症的病因病机、临床表现及治疗原则时,播放相关图片资料,让学生更直观地了解原发免疫性血小板减少症演变的过程。结合田震退隐歌坛的具体案例,让学生分析其中涉及的医学、社会等方面的问题,引导学生深入思考,培养学生的批判性思维和综合分析能力。

三、教学效果

(一)教学目标达成度

该思政案例设计能够达成教学目标。通过引入案例、案例探究、课堂讨论、总结提升和课后巩固等环节,学生能够深入理解原发免疫性血小板减少症教学案例的诊治要点,掌握辨证辨病要点,同时培养了学生的临床思维能力和创新精神。本案例以田震退出歌坛为轴线展开,知识点环环相扣,实现了知识目标、能力目标和育人目标的统一。

(二)案例反思

本次思政案例的设计和实施过程中,有一些方面值得反思和改进。

1. 知识点挖掘不够深入 在讲解原发免疫性血小板减少症的病因和临床表现时,虽然通过图片和案例情境引导学生理解了基本概念,但在挖掘知识点方面还可以更加深入。例如可以引入更多中医经典文献来解释病因病机,更好地帮助学生理解中医诊治思路,树立中医文化自信。

2. 课堂讨论时间分配不够合理 在课堂讨论环节,有些学生过于积极,占据了大量时间,导致部分学生没有机会发言。今后可以尝试限制每个学生的发言时间,确保更多学生能够参与到讨论中来。

(三)学生反馈

本次思政案例教学受到了学生们的热烈欢迎。学生们表示,通过引入案例和课堂讨论的方式能够更好地理解原发免疫性血小板减少症的诊治要点,同时培养了临床思维能力。学生们普遍认为,这种思政案例教学方式比传统的讲授式教学更加生动有趣,能够更好地激发他们的学习兴趣和动力。

第二节 过敏性紫癜

一、案例

(一)案例介绍

◆ **案例 发挥特色优势解除患儿病痛——腹痛难忍,竟是紫癜惹的祸**

小亮是一个 7 岁的小男孩,家住在农村,为了给家庭提供更好的生活条件,爸爸妈妈常年在外打工,平时由爷爷奶奶负责小亮的衣、食、住、行、学,尽管爸爸妈妈不在身边,但是在爷爷奶奶的疼爱及悉心照顾下,小亮生活得也很幸福。突然有一天早上,小亮感觉肚脐周围一阵一阵的疼痛,于是爷爷奶奶就带小亮到村诊所进行治疗,村医简单开了点药,也没说明是什么原因。吃了 3 天的药后,小亮肚子疼得越来越重,并且下肢皮肤也出现了少量的针尖大小的小红点,但是村医并没有关注到,就建议到县医院做进一步检查。这时候爸爸妈妈也赶忙回到家带小亮到了县医院,医生做了一堆检查,也没有找到具体的原因,于是就对小亮进行了开腹探查,结果既没有发现具体的病因,也没有解决疼痛的问题,家长也很是焦虑,孩子也是很痛苦。无奈之下又转到了河南中医药大学第一附属医院,经过医生认真细致的观察,发现了小亮皮肤上出现的针尖大小的小红点,最终确诊为"过敏性紫癜"。使用一次激素后,小亮的腹痛就减轻了,后又经过十余天的正规、对症中医治疗,小亮的腹痛痊愈了,家长很开心,对医生的医术也大加赞扬,原来难忍的腹痛竟是过敏性紫癜惹的祸。

后来医生又告诉了家长要少吃辛辣刺激的食物,正常活动,定期复查尿常规,按时复诊。经过一段时间的治疗和管理,小亮的病情很稳定,再也没有出现腹痛,紫癜也没有反复,家人都感到非常欣慰和感激,感谢医生的认真细致以及良好的专业素养。该案例体现了医生诊断明确,不漏诊误诊,为了儿童的健康不断地探索,攻克难题,运用中医中药来治疗儿童过敏性紫癜的行为。

(二)案例所反应的知识内容

1. 过敏性紫癜的概述　　过敏性紫癜是一种主要累及皮肤、关节、胃肠道、肾脏毛细血管及小血管,伴 IgA 沉积的系统性小血管炎,常伴皮肤紫癜、腹痛、关节痛和肾炎。半数过敏性紫癜患者会累及肾脏,常表现为尿检异常(如血尿、蛋白尿)或者急性肾炎综合征,少数表现为肾病综合征或急进性肾炎综合征,肾活检病理表现为系膜增生性病变,伴节段肾小球毛细血管襻坏死和/或新月体形成,免疫荧光以 IgA 沉积为特征。本病在儿童中有一定自限性,部分患儿可自愈,但也有部分患儿病情迁延,甚至可发展至慢性肾功能不全,直至进入终末期肾病。HSP 因个体的不同,预后常有较大差异。在治疗过敏性紫癜方面,激素类药物仅对软组织肿胀、血管神经性水肿、关节肿痛及腹痛症状的有一定改善作用,但不能缩短病程和预防皮疹复发,也不能促使皮消退,对肾脏受累的发生率、肾脏损害的程度乃至慢性肾炎的发生等方面无明显效果。且激素类药物长期使用会产生诸多不良反应。对于皮肤型、关节型、肾型及腹型胃肠症状不甚严重者,一般采用中医辨证治疗即可,但对于腹型或存在混合型呕吐、腹痛明显,进服中药困难或伴有较严重消化道出血者,此时则不宜放弃对激素的应用,可考虑早期应用激素和中药联合治疗,待症状缓解后继服中药巩固。

2. 由疾病特点可能产生的思政要素　　①过敏性紫癜是儿童时期常见的血管炎性疾病,本病易反复、且可引起肾脏损伤,严重影响患儿身心健康。目前西医治疗尚无特效方法,中医药治疗具有一定的优势。从本层面来说,思政的点就是本病是河南中医药大学一附院儿科的优势病种,本院采用中西医结合治疗的方法治疗本病,通过专病治疗带动了整个科室的发展,成为目前全国唯一一所儿科医学院,所以中医的发展是有广阔前景的,坚定了学生的专业自信、道路自信、理论自信。②过敏性紫癜易伴发腹痛、关节痛,其中部分病例以腹痛、关节痛起病,并未发现明显的皮肤紫癜,会造成诊断不明确,容易误诊,因此医生要具备扎实的专业水平。从本层面来说,思政的点就是作为医生,要认真细致,及时学习新知识,具备良好的专业素养,诊断明确,不漏诊、误诊,为了儿童的健康不断的探索,攻克难题,运用中医中药来治疗儿童过敏性紫癜。

二、教学设计与实施过程

(一)思政理念分析

该思政案例以发现过敏性紫癜的症状为切入点,讲述过敏性紫癜的发展、目前病因的多样化及治疗困难点,通过课前查阅过敏性紫癜的病因,课上讨论病因与疾病的关联机制,体现了以下思政理念。

1. 科学精神与探索未知 对过敏性紫癜的研究需要严谨的科学态度和不断探索的精神。这体现了科学精神的核心,即追求真理、探索未知、不断创新。通过科学研究,人们可以更深入地了解疾病的本质和规律,为疾病的预防和治疗提供科学依据。

2. 学科优势、社会责任与公共利益 河南中医药大学第一附属医院儿童肾脏病诊断中心对于过敏性紫癜及紫癜性肾炎的诊疗工作做出了很大的贡献,体现了学科优势。对过敏性紫癜等疾病的预防和治疗不仅是医学问题,也是社会问题,这体现了社会责任和公共利益的重要性。医院诊部中心关注和支持医疗卫生事业,致力于提高公众的健康意识和自我保健能力,共同维护社会公共利益。

3. 全面发展与和谐共生 过敏性紫癜等疾病的防治需要综合考虑患者的生理、心理和社会需求,体现了全面发展的思政理念。同时,疾病的防治也需要与自然环境和社会环境相协调,实现人与自然的和谐共生。这强调了人与环境之间的相互依存关系,引导人们更加注重生态环境的保护和可持续发展。

(二)教学方法

1. 课前总结 总结教材中过敏性紫癜相关内容,对目前过敏性紫癜的研究进展进行重新归纳,总结过敏性紫癜的病因、症状、治疗方法,对所学内容提前把控。

2. 讲解法 由案例引出过敏性紫癜的定义、疾病早期症状、如何早期检查发现,以及中医辨证治疗。通过典型案例中患者情况结合课本知识内容,让学生更容易掌握。

3. 多媒体演示法 通过多媒体技术,将枯燥的知识变得更加生动、形象和有趣。通过典型图片的展示,学生能更直观地了解疾病内镜下图片,更好地理解和记忆相关知识内容。

三、教学效果

(一)教学目标达成度

该思政案例设计能够达成教学目标。通过引入案例、案例探究、课堂讨论、总结提升和课后巩固等环节,学生能够深入理解过敏性紫癜教学案例的诊治要点,掌握辨证辨病要点,同时培养了学生的临床思维能力和创新精神。本案例以过敏性紫癜第一次发现为轴线展开,知识点环环相扣,实现了知识目标、能力目标和育人目标的统一。

（二）案例反思

过敏性紫癜的发病率近年来逐渐增高,河南中医药大学第一附属儿科医院对于本病的诊治非常具有优势,但学生没有临床实践经验,很难体会本病发病率的变化及我院在本病治疗中的重要地位。因此,如何充分利用我院的临床优势来激发学生学习的兴趣并增强学习中医的自豪感是思政的介入点。

（三）学生反馈

本思政案例的教学过程中,学生的参与度高。过敏性紫癜的图片展示让知识更生动,与血小板减少性紫癜的串联可以使学生做到温故而知新。探究式学习让学生感觉自己就像一个临床医生,可以提前感受临床医生的思考方式,调动其积极性。

第三节 传染性单核细胞增多症

一、案例

（一）案例介绍

◆ **案例 情深缘浅难相守,接吻传病泪满襟**

小刘在杭州一家公司做职员,平时工作有点忙,经常加班加点。她和男朋友恋爱了4年,也马上准备结婚了。可最近,小刘在社区医院就诊时,医生发现她的肝功能指标有点高,谷丙转氨酶438 U/L(参考范围0~40 U/L),谷草转氨酶278 U/L(参考范围0~40 U/L)。于是,社区医生建议她到上级医院做进一步治疗。市医院肝病主任医师接诊后,看了小刘的化验单,发现她不仅肝功能各项指标高,而且是乙肝大三阳,难道是传统意义上的病毒性肝炎?

经验丰富的俞主任不放过任何线索,经过查体,发现小刘咽部充血且有一层白膜。肝功能损伤、心包积液、淋巴细胞增多,这让医生提高了警惕,肝损伤会不会另有原因?会不会是由乙型病毒性肝炎之外的病毒感染造成的?

俞主任安排小刘住进了肝病四科进行进一步的检查,通过系统检查发现,小刘的EB病毒抗原和核酸均为阳性,B超发现颈部淋巴结肿大、脾大。俞主任推测小刘得了传染性单核细胞增多症,也就是大家经常说的"接吻病"。因为这是一种急性传染病,为了好好接受治疗、防止传染给他人,小刘不得不推迟了婚礼。

俞主任介绍,"接吻病"在医学上被称为传染性单核细胞增多症,是由EB病毒(一种接触传染性病毒)所致的急性自限性传染病。其临床特征主要为发热、咽喉炎、肝大、脾大、淋巴结肿大、外周血淋巴细胞显著增多并出现异常淋巴细胞,嗜异性凝集试验阳性,感染后体内出现抗EB病毒抗体。口鼻密切接触为该病主要传播途径,也可经飞沫及输血传播。人群普遍易感,主要以儿童及青少年患者更多见。6岁以下幼儿患本病时大多表现为隐性或轻型发病。15岁以上感染则多呈典型发病。病后可获持久免疫。

经过综合治疗,小刘的肝功能逐渐恢复了正常,这也印证了前面俞主任的推测,小刘的肝功能损伤主要是由EB病毒引起的。俞主任建议她半个月后到门诊复查,等此次急性感染痊愈以后,重新评估乙肝的状况。俞主任也提醒,这类疾病是一种自限性疾病,大多数人都在不知不觉中得了,又不知不觉地痊愈了,预后良好。但也有一小部分患者,会出现明显的肝功能损害,就比如小刘。在这种情况下,就需要及时到肝病专科门诊就诊。引起肝功能指标异常的原因有多种,肝功能指标异常时,并不仅仅是因为乙肝,需要及时到正规医院就诊,进行全面评估。

此外,日常也需要避免与患者共用餐具、牙刷等,避免与患者亲吻,患病期间需要注意休息,加强营养,避免剧烈活动。

（二）案例所反应的知识内容

1. 传染性单核细胞增多症的概述　传染性单核细胞增多症是一种由EB病毒引起的急性自限性传染病,主要通过口鼻密切接触传播,也可通过飞沫和输血传播。其临床特征主要为发热、咽喉炎、肝大、脾大、淋巴结肿大等。人群普遍易感,但以儿童和青少年为主,感染后可获得持久免疫。

2. EB病毒的特性和影响　EB病毒是一种接触传染性病毒,感染后会在宿主的淋巴细胞内潜伏终生,并可能诱发严重并发症,如慢性EB病毒感染、淋巴瘤、鼻咽癌、胃癌等。此外,EB病毒还能导致噬血细胞性淋巴组织细胞增生症,引起肝功能衰竭、弥散性血管内凝血等重症疾病。

3. 肝功能异常的原因和诊断　肝功能指标异常并不一定是乙肝等传统意义上的病毒性肝炎,也可能是由其他病毒感染引起的,如本案例中的EB病毒感染。因此,当肝功能指标异常时,需要及时到正规医院就诊,进行全面评估,以确定具体原因并采取相应的治疗措施。

4. 疾病的预防和控制　为了预防和控制传染性单核细胞增多症的传播,需要采取一系列措施,如避免与患者共用餐具、牙刷等,避免与患者亲吻,患病期间需要注意休息和加强营养,避免剧烈活动等。此外,对于已经感染的患者,需要及时到正规医院就诊,接受综合治疗,防止疾病进一步恶化和传播。

5. 由疾病特点可能产生的思政要素　传染性单核细胞增多症主要由EB病毒感染所致,口鼻密切接触为主要传播途径,典型发病可出现发热、淋巴结肿大、肝损伤等表现,影响机体健康。因此,应加强卫生防患宣传,正确认识疾病,出现健康异常信号时要及时到正规医院就诊。医护人员及家属要给予患者相应的精神支持与心理宽慰,帮助患者树立信心,尽早恢复健康。

二、教学设计与实施过程

（一）思政理念分析

该思政案例以小刘因"接吻病"推迟婚礼为切入点,讲述传染性单核细胞增多症的病因、临床表现、治疗和预防方法,通过课前查阅传染性单核细胞增多症的病因,课上讨论病因与疾病的关联机制,体现了以下思政理念。

1. 生命至上,健康第一　在这个案例中,当小刘被查出肝功能异常并被确诊为"接吻病"时,她不得不推迟婚礼以接受治疗。这体现了生命至上、健康第一的思政理念,即在面对健康问题时,我们应该把保护生命和恢复健康放在首位。

2. 科学认知,理性应对 案例中提到,当肝功能指标异常时,并不一定是乙肝等传统意义上的病毒性肝炎,也可能是由其他病毒感染引起的。这需要我们具备科学认知,理性应对,不盲目恐慌,也不过于乐观,要根据科学知识和医生建议采取相应的治疗措施。

3. 预防为主,防控结合 案例中强调了疾病的预防和控制措施,如避免与患者共用餐具、牙刷等,避免与患者亲吻,患病期间需要注意休息和加强营养等。这体现了预防为主、防控结合的思政理念,即通过采取一系列预防措施来降低疾病的发生概率,同时对于已经感染的患者,要及时进行治疗和控制,防止疾病进一步恶化和传播。

4. 人文关怀,尊重生命 在案例中,医生不仅关注小刘的疾病治疗,还关心她的心理状态和婚礼安排。这体现了人文关怀、尊重生命的思政理念,即在医疗过程中,我们要关注患者的全面需求,尊重他们的生命尊严和人格尊严。

（二）教学方法

1. 启发式教学 教师首先摆出现象或事实,如小刘的肝功能异常现象,然后引导学生进行归纳和思考,结合相关理论进一步深化理解。这种方法旨在激发学生的主动思考能力和求知欲。

2. 案例教学 通过具体的案例,如小刘的"接吻病"案例,来讲解相关的医学知识和思政理念。这种方法能够使学生更加直观地理解理论知识,并将其应用于实际情境中。

3. 多媒体辅助教学 通过使用视频、图片等多媒体手段来辅助教学,如展示相关疾病的视频资料,以便学生更加直观地了解疾病的症状和传播途径。

三、教学效果

（一）教学目标达成度

该思政案例设计能够达成教学目标。通过引入案例、案例探究、课堂讨论、总结提升和课后巩固等环节,学生能够深入理解传染性单核细胞增多症教学案例的诊治要点,掌握辨证辨病要点,同时培养了学生的临床思维能力和创新精神。本案例以小刘因"接吻病"推迟婚礼展开,知识点环环相扣,实现了知识目标、能力目标和育人目标的统一。

（二）案例反思

本思政案例的教学过程中仍需要不断地反思和改进。首先,对不熟悉儿科的同学来说,对传染性单核细胞增多症相关知识可能不熟悉,存在学习兴趣不高的现象;其次对于学生的学习兴趣,教师也要有较强把控,图片展示是引起学习兴趣的方法,但理论学习更注重机制探究,对病因的持续探索应作为重点阐述;授课中应有所归纳,做到各论和总论学习内容结合掌握。

（三）学生反馈

本思政案例的教学过程中,学生的参与度高。"接吻病"案例的引用生动形象,探究式学习让学生感觉自己就像一个临床医生,提前感受了临床医生的思考方式,调动了其学习积极性。

第四节　黏膜皮肤淋巴结综合征(川崎病)

一、案例

(一)案例介绍

◆ 案例　持续高热川崎防,冠脉受损心留痕

2 岁的奇奇发热 3 天了,刚开始爸爸妈妈以为他就是感冒了,也没带他去医院,眼看着 3 天了还不退热,心里有些着急了,就带他去社区医院儿科门诊看一看。医生给孩子仔细检查后,发现孩子嗓子有点红,没有其他异常,就诊断为"上呼吸道感染"。给孩子开了一些退热药和抗病毒药,就让他们回家吃药观察了。

可是奇奇高热了 5 天还是没有退热,并且还出现了一些其他的症状:手指和脚趾肿得硬邦邦,手指还出现了红斑,两只眼睛发红,嘴巴又红又干,舌头上可见到许多红色的小疙瘩,身上还出现了红疹子。这可吓坏了爸爸妈妈,他们赶紧带孩子去儿童医院,挂上了专家号。

经验丰富的医生仔细询问了孩子发病以来的情况,检查了孩子全身,看了舌头,又摸了颈部,发现孩子颈部有肿大的淋巴结,医生考虑奇奇得的是川崎病。奇奇妈妈从来没听说过这个病,非常紧张地问:"医生,这个病听起来像是日本人的名字,这究竟是一种什么病,能治好吗?"医生就向家长讲述了一些川崎病的相关知识。

川崎病,是 1967 年日本川崎富作医师首先报道,并以他的名字命名的疾病,又称为黏膜皮肤淋巴结综合征。高发年龄为 5 岁以下婴幼儿,男多于女。这是一种急性发热出疹性小儿疾病,它的疾病病理是一种累及中小动脉的全身血管炎。最大的危害是多侵犯冠状动脉,部分患儿形成冠状动脉瘤,其中少部分患儿冠状动脉可发生狭窄或栓塞,甚至导致心肌梗死。但该病的病因至今不明。

持续发热 5 天以上是该病最常见的临床表现,常见的伴随症状有颈部淋巴结肿大、眼结膜充血、口腔黏膜弥漫充血、杨梅舌、手掌脚掌红斑、躯干部多形性红斑、手足硬性水肿,退热后手脚指趾端的皮肤像纸一样地剥脱等。除了发热,其他症状出现得相对较晚,且不一定同时出现,所以发病早期不容易鉴别,也容易被误诊为上呼吸道感染、肺炎、猩红热、麻疹、淋巴结炎等病。由于缺乏特异性的临床表现和实验室诊断指标,目前该病的临床早期诊断仍具有挑战性。

有经验的儿科医生对于持续高热不退的婴幼儿,如果早期怀疑是这个病,会让孩子做超声心动图和心电图,以便尽早发现有无心血管并发症,如冠状动脉扩张和心肌损伤。同时也会让孩子检查血常规、尿常规、炎症指标(包括 C 反应蛋白、红细胞沉降率等),以便寻找早期诊断线索。

川崎病虽然以发热为主要表现,但是这种发热不是感染性发热,因此抗生素治疗无效。它的主要治疗药物是静脉滴注丙种球蛋白和阿司匹林口服治疗。静脉滴注丙种球

蛋白可降低冠状动脉瘤的发生率,最佳时机为发病后 5 ~ 7 天,在 10 天内使用效果均较好。用完丙种球蛋白后,大部分孩子发热和其他炎症反应表现均于 1 ~ 2 天内迅速恢复。阿司匹林口服的时间较长,需要持续用药到症状消失、红细胞沉降率正常,直到未发现冠状动脉扩张的证据时方可停药,一般持续 1 ~ 3 个月,对有冠状动脉异常者则需要持续用药。

听完了医生的介绍,奇奇妈妈现在最担心的就是奇奇的冠状动脉是否受到了影响,经过超声心动图检查发现,奇奇确实存在冠状动脉轻度扩张。医生紧急安排孩子住院治疗,经过静脉滴注丙种球蛋白和口服阿司匹林治疗,奇奇很快退热了。

一周后奇奇出院了,医生叮嘱他出院后继续口服阿司匹林,并且在出院后 1 个月、2 个月、6 个月、12 个月时来医院做全面检查,包括体格检查、心电图、超声心动图等。此外,以后每年还要来医院随访一次,直至病程满 5 年。对于有冠状动脉瘤的孩子,在恢复期需要保持每年至少一次的终身随访。

(二)案例所反应的知识内容

1. 川崎病的典型症状　川崎病通常以持续发热为首发症状,发热时间可能长达 5 天或更久。此外,还可能伴随其他非特异性症状,如颈部淋巴结肿大、眼结膜充血、口腔黏膜充血、杨梅舌(舌头上有红色小点)、手掌和脚掌红斑、手足硬性水肿等。这些症状可能相继出现,也可能同时出现,因此早期诊断可能具有挑战性。

2. 川崎病与冠状动脉病变　川崎病最大的危害是侵犯冠状动脉,可能导致冠状动脉瘤的形成、冠状动脉狭窄或栓塞,甚至心肌梗死。这个案例中,奇奇就出现了冠状动脉轻度扩张,这就凸显了及时诊断和治疗以防止出现潜在的心血管并发症的重要性。

3. 诊断方法　对于疑似川崎病的患者,除了详细的临床检查和观察症状外,还需要进行特定的实验室检查,如血常规、尿常规、炎症指标等。此外,超声心动图和心电图是评估冠状动脉情况的关键检查手段。这些检查有助于确诊川崎病并评估病情的严重程度。

4. 川崎病的治疗　目前,川崎病的主要治疗方法是静脉滴注丙种球蛋白和口服阿司匹林。丙种球蛋白可以降低冠状动脉瘤的发生率,而阿司匹林则用于控制炎症和降低体温。治疗方案应根据患者的具体情况进行调整,并在医生的指导下进行。

5. 长期监测与随访　对于已经确诊川崎病的患者,尤其是存在冠状动脉病变的患者,需要进行长期的监测和随访,包括定期的体格检查、心电图和超声心动图检查,以评估冠状动脉的情况和及时发现潜在的并发症。

6. 由疾病特点可能产生的思政要素　川崎病的早期临床表现主要是持续发热,黏膜、皮肤症状出现相对较晚,冠状动脉损害隐匿,不易被发现,故易出现误诊、漏诊、延误病情。如何提高早期诊断率,探索更加有效的诊断手段与方法,是值得我们思考的问题。

二、教学设计与实施过程

(一)思政理念分析

1. 实践中的科学精神　这个案例强调了科学精神在医学实践中的重要性。医生通过仔细询问病史、观察症状、进行实验室检查和影像学检查,最终将患儿确诊为川崎病。这体现了在实践中不断探索、求证的科学态度,鼓励学生培养科学精神,勇于探索未知。

2. 人文关怀与医德医风　医生在面对奇奇这样的患儿时,不仅关注疾病本身,还关心患者的心理和情感需求。医生耐心解释病情,给予患儿和家属信心和支持,体现了医学人文关怀和医德医风的重要性,有助于培养学生的同理心和职业道德。

3. 预防与健康教育　案例中提到,对于川崎病的预防和健康教育至关重要。通过普及川崎病的知识,提高公众对疾病的认知,有助于早期发现、早期治疗,减少并发症的发生。这体现了预防医学的重要性,鼓励学生关注公共卫生和健康教育。

（二）教学方法

1. 案例教学法　通过引入真实的川崎病案例,学生能够直接接触到疾病的临床表现、诊断和治疗过程。这种方法有助于学生将理论知识与实际情况相结合,加深对川崎病的理解。

2. 启发式提问法　在学习过程中,通过提出启发式问题,引导学生主动思考和探索川崎病的相关知识。这种方法能够激发学生的学习兴趣和积极性,提高他们的自主学习能力。

3. 讲解法　对于川崎病的定义、病因、临床表现等基础知识,教师进行了详细的讲解。这种方法能够确保学生全面、系统地掌握川崎病的基本知识。

4. 讨论法　在学习过程中,组织学生进行小组讨论,分享彼此的观点和见解。这种方法有助于培养学生的批判性思维和沟通能力,同时也能够促进他们对川崎病的深入理解。

5. 多媒体教学法　利用电脑、多媒体投影仪等教学工具,展示川崎病的病例资料、图片和视频等,学生更加直观地了解了疾病的临床表现和治疗过程。这种方法能够提高学生的学习兴趣和参与度,增强教学效果。

三、教学效果

（一）教学目标达成度

针对川崎病案例的学习,教学目标主要是使学生能够掌握川崎病的定义、病因、临床表现、诊断方法和治疗手段,以及了解疾病的预防和长期监测的重要性。通过该案例的学习,可以认为已经较好地达成了教学目标。在知识层面,学生通过对案例的深入分析和讨论,全面掌握了川崎病的基本知识,包括其定义、病因、临床表现等。同时,也了解了川崎病的诊断和治疗方法,以及预防和长期监测的重要性。其次,在能力层面,学生通过案例学习,提高了自己的临床思维能力和实践能力,学会了如何运用所学知识分析和解决实际问题,如何进行临床观察和诊断,以及如何制订治疗方案。最后,在情感态度层面,案例学习激发了学生的学习兴趣和积极性,使他们更加关注公共卫生和健康教育。同时,也培养了学生的同理心和职业道德,使他们更加关注患者的需求和感受。

综上所述,通过川崎病案例的学习,教学目标得到了较好的达成,学生在知识、能力和情感态度等方面都取得了显著的进步。

（二）案例反思

1. 教学内容的深度与广度　此案例详细描述了川崎病的诊断过程、治疗方法以及长期监测的重要性，为学生提供了全面的知识。然而，可能并没有涵盖对于川崎病的最新研究进展、新的治疗方法或预防措施等方面的内容。未来可以将更多的前沿知识融入到案例中，使学生了解最新的医学进展。

2. 学生的参与程度　案例中使用了多种教学方法，如启发式提问和小组讨论，这有助于提高学生的参与度。但也要确保所有学生都能积极参与，避免部分学生被边缘化。教师可以根据学生的反馈，调整教学方法，确保所有学生都能从中受益。

3. 理论与实践的结合　虽然案例提供了实际的临床情境，但如何将理论知识与实际应用相结合仍是一个挑战。教师可以进一步强调理论与实践之间的联系，帮助学生建立知识体系，并将所学知识应用于实际情境中。

4. 情感教育的融入　案例中涉及了患者和家属的情感体验，这为学生提供了情感教育的机会。教师可以引导学生关注患者的需求和感受，培养他们的同情心和职业道德。

（三）学生反馈

1. 知识获取　学生普遍反映，通过川崎病案例的学习，他们更加深入地了解了川崎病的定义、病因、临床表现、诊断方法和治疗手段。案例的详细描述和真实情境使他们更容易记住和理解这些知识。

2. 实践应用　学生认为，案例学习有助于他们将理论知识与实际应用相结合。通过分析和讨论真实的病例，他们学会了如何运用所学知识去分析和解决实际问题，提高了临床思维能力和实践能力。

3. 教学方法　学生对使用的多种教学方法表示满意。他们认为，案例教学、启发式提问和小组讨论等方法有助于激发他们的学习兴趣和积极性，使他们更加主动地参与到学习中来。

4. 情感体验　学生表示，通过案例学习，他们更加关注患者的需求和感受，增强了自身的同情心和职业道德，并且意识到，作为未来的医务工作者，不仅要关注疾病本身，还要关心患者的心理和情感需求。

5. 教学建议　学生建议，在未来的案例学习中，可以增加更多的前沿知识和最新研究进展，使他们拓宽眼界。同时，他们也希望教师能够提供更多的实践机会，让他们能够亲身参与到真实的临床情境中，进一步提高自己的实践能力。

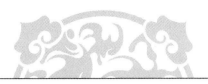

参考文献

[1]汪受传,虞坚尔.中医儿科学[M].北京:中国中医药出版社,2012.

[2]丁樱.名中医丁樱儿科临床经验集锦[M].北京:中国中医药出版社,2022.

[3]唐彦,徐寅,赵彩霞,等.中医儿科学课程思政元素的挖掘与运用[J].中医儿科杂志,2023,19(2):92-95.

[4]孙丽平,丁利忠,刘桓妤,等.中医儿科学课程融入医德教育的思考与实践[J].中医儿科杂志,2021,17(4):79-81.

[5]孙洮玉,丁霞.名老中医工作室参与中医儿科研究生教育的模式探索[J].中医儿科杂志,2023,19(6):93-95.

[6]欧阳学认,许华,刘华,等.基于课程思政建设的中医儿科学教学改革探索[J].中国中医药现代远程教育,2022,20(6):185-187.

[7]吴斌,陈素清,吴沛霖.基于"儿科学"知识模块课程思政的构建及实现途径[J].中国大学教学,2021,(10):49-54.

[8]尚云晓,王雪峰.中西医结合防治儿童哮喘专家共识[J].中国中西医结合儿科学,2020,12(3):185-191.